Stefan Bernheimer

Das Wurzelgebiet des Oculomotorius beim Menschen

Stefan Bernheimer

Das Wurzelgebiet des Oculomotorius beim Menschen

ISBN/EAN: 9783741192890

Hergestellt in Europa, USA, Kanada, Australien, Japan

Cover: Foto ©Lupo / pixelio.de

Manufactured and distributed by brebook publishing software
(www.brebook.com)

Stefan Bernheimer

Das Wurzelgebiet des Oculomotorius beim Menschen

DAS

WURZELGEBIET DES OCULOMOTORIUS

BEIM MENSCHEN.

VON

DR. STEFAN BERNHEIMER,
DOCENT DER AUGENHEILKUNDE AN DER UNIVERSITÄT WIEN.

MIT 4 FARBIGEN TAFELN.

———————

WIESBADEN.
VERLAG VON J. F. BERGMANN.
1894.

Inhalt.

Einleitung.

Während meiner Untersuchungen über die Sehnerven-Wurzeln des Menschen hatte ich des öfteren Gelegenheit, Schnitte aus der Gegend des Oculomotoriusgebietes zu durchmustern; ganz besonders, als ich damit beschäftigt war, die anatomischen Beziehungen dieses zu den Wurzeln des Sehnerven zu prüfen.

Gerade der Wunsch, dieser Frage näher zu treten und eine sichere anatomische Basis für eine physiologisch längst feststehende Zusammengehörigkeit beider Nerven aufzufinden, veranlasste mich, das seltene Material zu sammeln und anatomisch weiter zu verarbeiten.

Es zeigte sich jedoch gar bald die Nothwendigkeit, zunächst das Wurzelgebiet des Oculomotorius eingehender, in ähnlicher Weise wie seiner Zeit jenes der Sehnerven, zu zergliedern, um sich dadurch einen klareren Einblick in dieses und hiemit vielleicht auch in das ziemlich verwickelte anatomische Verhältniss dieser beiden Nervencentren zu verschaffen.

So kam es, dass ich vom Sehnerven ausgehend, mich in das Wurzelgebiet des dritten Gehirnnerven vertiefte und ganz dabei stehen blieb, länger, als ich anfänglich die Absicht hatte.

Trotzdem das Wurzelgebiet des Oculomotorius schon vielfach von kompetenten Forschern, v. Gudden (1), Edinger (2), v. Kölliker (17), Westphal (4), Perlia (3) u. A. untersucht wurde und dadurch viel zur Vervollständigung unserer

Kenntnisse vom Ursprung und Verlauf der Wurzelfasern des
Oculomotorius beigetragen wurde, so blieb doch noch mancher
wichtige Punkt unklar. Es herrschen noch verschiedene An-
sichten über die Art der Gruppirung der einzelnen Centren
dieses Nerven; über die Zugehörigkeit einzelner der Hauptgruppe näher und entfernter liegender Zellhaufen; über die
Art des Verlaufes der Wurzelfasern und über den gekreuzten
Ursprung derselben.

Es wird sich im Verlaufe der Besprechung meiner Untersuchungen Gelegenheit finden, auf alle erwähnten Momente zurückzukommen. Es wird dabei manches ziemlich allgemein An-
erkannte bestätigt, anderes, worüber verschiedene Meinungen
bestehen, mit mehr oder weniger Sicherheit entschieden werden
und endlich werden sich aus der Reihe der Untersuchungen
neue anatomische Thatsachen feststellen lassen.

Als Untersuchungsmaterial[1]) wurde ausschliesslich das Gehirn von menschlichen Embryonen, unreifen und reifen Früchten
und das eines Erwachsenen verwendet.

Es gelangten zwölf Gehirne verschiedener Entwickelungs-
stadien zur Untersuchung. Dieselben wurden mit Ausnahme
von zweien in Müller'scher Flüssigkeit gehärtet und nach
Weigert gefärbt und zwar unter Beobachtung aller Vorsichts-
massregeln, wie ich sie seiner Zeit in meinen Arbeiten über
das Chiasma nervorum opticorum (6) und über die Sehnerven-Wurzeln des Menschen (7) ausführlich beschrieben
habe.

Ich unterlasse es diesmal darauf zurückzukommen. Nur
das eine möchte ich erwähnen, dass ich ganz davon abgekommen

1) Ich verdanke zum grösseren Theile das seltene Material dem Vorstande
des hiesigen pathologisch-anatomischen Institutes. Ich gedenke in Dankbarkeit
des leider zu früh verstorbenen Hofrathes Kundrat. — Dem gegenwärtigen
Vorstande Herrn Ober-S.-R. Professor Weichselbaum und Herrn Professor
E. Fuchs, in dessen Laboratorium ich die Arbeit ausführte, spreche ich
hiemit meinen verbindlichsten Dank aus.

bin, die embryonalen oder fötalen Gehirne durch Brutofenwärme der so erwünschten Schnellhärtung zu unterwerfen. Besonders, wenn es sich darum handelt, grössere Gehirntheile in Serienschnitte zu zerlegen, ist die vorhergegangene Schnellhärtung sehr misslich, da das Material dadurch an geschmeidiger Consistenz erheblich einbüsst und einen gewissen Grad von Brüchigkeit erlangt, der sich besonders bei Anfertigung grosser Schnitte empfindlich bemerkbar macht.

Sehr wichtig ist es ferner bei Anwendung der Weigert-schen Färbung, die Gehirnstücke vorher nicht zu wässern, sondern die überschüssige Müller'sche Flüssigkeit durch allmählich stärkeren Alkohol (60% — 95%) im Dunkeln zu entfernen. Dadurch erzielt man nicht allein eine sichere reine Färbung aller, auch der feinsten Markfasern, vom ersten Beginn bis zur vollen Entwickelung der Markbekleidung, sondern es bleiben nach der Differenzirung auch die Ganglienzellen so schön gefärbt und scharf begrenzt, dass die bei Serienschnitten so lästige Nachbehandlung mit geeigneten Kernfärbemitteln füglich unterbleiben kann.

Die anderen zwei Gehirne, welche jüngeren Föten angehören, wurden nach der Methode von Golgi behandelt. Die grossen Vorzüge dieser, in den letzten Jahren so vortheilhaft ausgebeuteten Imprägnirungsmethode ist allgemein anerkannt. Mit Hülfe derselben haben Golgi, Roman y Cajal, v. Kölliker, His, Waldeyer, Lenhossék u. v. A. ganz neue, bisher nicht gekannte, kaum geahnte anatomische Verhältnisse aufgedeckt und dadurch in die Kenntnisse vom feineren Aufbau des Centralnervensystems und ganz besonders in die Anschauungen über die Art der Zusammengehörigkeit und Verbindung motorischer und sensibler Nervenfasern verschiedenster Art, einen völligen Umschwung gebracht.

Leider geben die Golgi'schen Methoden, aus bisher nicht sicher erkannten Gründen, nicht immer gleichwerthige, verlässliche Bilder; ein Umstand, der bei Verarbeitung nicht leicht erhält-

1*

lichen menschlichen Materials sehr wohl in Betracht gezogen
werden muss. Dazu kommt noch, dass ein befriedigendes Ein-
dringen der Reagentien nur dann erfolgt, wenn man besonders
kleine Stückchen in die Härtungsflüssigkeit einlegt. Aeltere als
fünf, höchstens sechsmonatliche Embryonen sind zur Erforschung
von Nervenbahnen für die Golgi'schen Methoden nicht gut
brauchbar. Nur so lange die grössere Menge von Nervenfasern
noch marklos verläuft, können Faserzüge erkannt und mit Vortheil verfolgt werden.

Ich kann v. Kölliker (14) — in Hinsicht auf menschliche Embryonen — nicht gut beistimmen, wenn er sagt:
.... „schön gefärbte, gelungene Schnitte (nach Golgi) geben
ein ebenso gutes Mittel ab, wie die Methode von Flechsig (15),
um die einzelnen Fasersysteme von einander zu differenciren,
indem an solchen gelungenen Schnitten die marklosen Fasern
schwarz, die markhaltigen ungefärbt erscheinen . . .“ In ähnlicher Weise wie Golgi'sche Präparate sind auch Weigert'sche
zu verwerthen, nur dass diese die markhaltigen Fasern färben
und die marklosen nicht. . . .“

Ich muss gestehen, dass ich, wenn es sich um die Erforschung von Nervenbahnen handelt, wenn bestimmte längere Faserzüge in ihrem Verlaufe verfolgt werden müssen, die Weigert-
sche Methode jeder anderen vorziehe; ganz besonders, wenn
menschliche Embryonen zur Untersuchung vorliegen.
Die richtig durchgeführte Weigert'sche Färbung lässt niemals
im Stiche, die Bilder der Faserzüge, an unreifen oder reifen
Früchten gewonnen, sind äusserst klar, deutlich und übersicht-
lich. Ausserdem können auch sehr grosse Stücke mit Leichtigkeit in Serienschnitte zerlegt werden, was bei der anderen
Färbung leider nicht der Fall ist.

So vortrefflich sich die Weigert'sche Färbung zur Erforschung
von Nervenbahnen eignet, so wenig unbedingt Verlässiges
bietet sie, wenn es sich darum handelt, Nervenendigungen und
Nervenursprünge, die Beziehungen dieser zu Nervenzellen, zu

studiren. In diesen Fällen ist die Golgi'sche Methode unerlässlich.

Es lassen sich somit beim Menschen, sofern Einem junge
Embryonen zur Verfügung stehen, beide Färbungen mit Vortheil
nebeneinander und somit ergänzend verwerthen. Von den verschiedenen Modificationen der Golgi'schen Methode wende ich
gerne die Schnellfärbung, ähnlich wie sie von Kölliker (16)
angegeben wurde, an.

Das ganz frische Gehirn wird sorgfältig herauspräparirt und
sofort zerlegt und der zu untersuchende Theil so klein wie
möglich zugeschnitten. Es ist vortheilhaft, die Schnittfläche
gleich anzulegen; bei der Weichheit des embryonalen Gehirns
ist das Zuschneiden des Stückes gar nicht leicht. Diese Stücke
kommen durch 48 Stunden in eine Mischung von 3½ Theilen
3 % Kaliumbichromat und 1½ Theilen 1 % Ueberosmiumsäure
(frisch). Nach sechs Stunden erneuert man die Lösung. Nach
48 Stunden wäscht man das Gehirnstück eine halbe Stunde in
öfters gewechselter ¼ % Silberlösung und legt es dann wieder
auf 48 Stunden in 0,75 % Höllensteinlösung. Dann wird es in
40 % Alkohol gut ausgewaschen, ½ Stunde in 80 % und ½ Stunde
in absoluten Alkohol und dann in dünnes Celloidin eingelegt,
nach zwei Stunden kommt es in dickes Celloidin und gleich
auf den Holzklotz. Das Erhärten des Celloidin geht dann
ziemlich rasch in 40 % Alkohol vor sich. Man soll womöglich
am selben Tag (mit 40 %₀ Alk.) schneiden und die Schnitte gleich
einlegen, sonst verderben sie leicht. Die Schnitte werden rasch
durch absoluten Alkohol gezogen und dann in Carbolxylol auf-
gehellt und in Canadabalsam, welcher durch Erwärmen flüssig
gemacht wurde, eingeschlossen.

Leider vertragen diese Präparate kein Deckgläschen. Damit der Balsam nicht zu sehr auseinander fliesse, kann man
vorher zwei Glasleisten auf den Objektträger aufkleben oder
Holzrähmchen verwenden.

In dieser Weise wurde das verfügbare Material, zwölf Gehirne von verschieden alten Früchten, in ausgiebiger Weise verwerthet. Zum Theil in Serienschnitten nach verschiedenen noch näher zu bezeichnenden Richtungen zerlegt und nach Weigert gefärbt, zum geringeren Theil, namentlich um die feineren Einzelheiten in den Kernen einzusehen, nach Art der Golgi'schen Methode behandelt.

Ich will nun zunächst meine anatomischen Befunde eingehend beschreiben und besprechen, dabei besonders Rücksicht nehmen auf die Gruppirung und Zusammengehörigkeit der Ganglienzellenhaufen, auf die Anordnung der Fasern im Centrum selbst, auf ihre Art der Endigung, den extranucleären Verlauf derselben und endlich auf bestimmte Verbindungen des Oculomotoriuscentrums mit benachbarten Faserzügen.

In einer gedrängten Uebersicht sollen dann meine eigenen Befunde zusammengefasst und dadurch ein Aufbau des ganzen Centrums versucht werden.

In der folgenden Besprechung der einschlägigen anatomischen Arbeiten und schon früher, wird sich vielfach Gelegenheit bieten, die eigenen Befunde mit jenen Anderer zu vergleichen.

Beschreibung und Besprechung der eigenen anatomischen Befunde.

Bekanntlich liegt die Kernmasse, aus welcher das dritte Nervenpaar entspringt, im Bereiche des vorderen Vierhügels, z. Th. unter dem Aquaeductus Sylvii in einer verschieden starken Aushöhlung des, ebenda in sagittaler Richtung verlaufenden, dorsalen Längsbündels.

Die beiden grossen rechts und links von der Medianlinie liegenden Hauptkernhaufen bestehen aus mittelgrossen, multipolaren Zellen und haben in sagittaler Richtung beim Erwachsenen eine Maximalausdehnung von fast sechs Millimeter. Die Angabe v. Kölliker's (17) von fünf Millimeter berücksichtigt die Ausdehnung, wie mir scheint, etwas zu knapp. Perlia's Mass von gar zehn Millimeter erklärt sich aus dem Umstande, dass dieser Untersucher einen später ausführlicher zu besprechenden, ganz vorne und vollkommen isolirt liegenden, durch einen verschieden grossen Zwischenraum von der Hauptmasse getrennten Kern (oberer lateraler Kern [Darkschewitschl) mitgerechnet hat.

Die Oculomotoriuskerne grenzen nach hinten (spinalwärts) unmittelbar an die viel kleineren Trochleariskerne. Der Beginn des Oculomotorius ist aber sofort und unzweideutig am Verlauf der aus dem Kern austretenden Fasern kenntlich. An den Ganglienzellen allein sind keine genügenden Unterschiede zu erkennen. In den Kernen beider Nerven finden sich mittelgrosse etwa 40 μ messende Nervenzellen ; dieselben sind, wie schon erwähnt, multipolar. An Golgi'schen Präparaten sieht man sehr schön, wie dichte, äusserst feine Nervenverästelungen, nach Art eines zierlichen Geflechtes, die Zellen umgeben. Diese Art der Nervenverästelung findet sich nach v. Kölliker (17) in allen motorischen Kernen und ist ... „z. Theil auf Endigungen von Pyramidenfasern, z. Theil auf sensible zuleitende Elemente zu beziehen..."

Um nun die Gruppirung der Ganglienzellen des Oculomotorius und die Art und Weise des Austrittes und des weiteren Verlaufes der Markfasern klarzulegen, wurde die eben gekennzeichnete Vierhügelgegend der verschieden alten Früchte zunächst in bestimmte Frontalschnitte serienweise zerlegt. Je nach dem Alter des Geschöpfes (28 bis 40 Wochen) zählte die Serie 70 bis 100 Schnitte. — Dass v. Kölliker bei Zerlegung seines 32 Wochen alten Geschöpfes bloss 61 Schnitte erhielt, ist vielleicht auf die geringere Dicke der Schnitte meiner Serien zurückzuführen. Meine Schnitte, die ich alle selbst angefertigt, wurden durchwegs bei zehn Theilstrichen des Jung'schen (Heidelberg) Mikrotoms ausgeführt, was einer Dicke von 10 μ entspricht.

Bei der Herstellung der Frontalschnitte wurde so verfahren, dass der Austritt des geformten Oculomotorius im Sulcus nervi oculomotorii an der medialen Seite des Hirnstieles als Richtebene gewählt wurde. Es ging darnach die Schnittebene bei diesen Frontalschnitten durch das cerebrale Vierhügelpaar und zwar an der proximalsten und distalsten Grenze desselben, und andererseits ziemlich parallel zu der Schmalseite des am Hirnstiele austretenden Fächers der Oculomotoriusfasern.

Diese treten nämlich beim Fötus und Neugeborenen in einem breiten Fächer aus dem Hirnstiele aus und vereinigen sich unmittelbar darauf zu dem gemeinschaftlichen, rundlichen Nervenstrang. Der breite Fächer der noch nicht zum Nervenstamm vereinigten Nervenbündel liegt nicht zur Meridianlinie ganz parallel, sondern etwas schräg nach hinten convergirend. Es wurde nun stets darauf gesehen, dass die Schnittebene, gleichviel ob sie wie gewöhnlich von hinten her oder von vorne angelegt wurde, so lag, dass sie den vordersten, beziehentlich hintersten Fasern des austretenden Fächers ganz genau parallel lag.

Diese etwas schräg-frontale Schnittführung hat den Vortheil, dass man neben der Gruppirung und Lage, Form und Ausdehnung der Kerne auch den Verlauf der Wurzelfasern besser als sonst verfolgen kann. Man erhält nämlich so, auf einer weitaus grösseren Anzahl von Schnitten als sonst, ansehnliche Mengen von Wurzelfasern, oft in ihrem ganzen Verlaufe, zur Ansicht.

Bevor ich auf die Beschreibung der Einzelheiten der Serienschnitte eingehe, möchte ich noch erwähnen, dass die Befunde, wie ich sie an den verschiedenen Gehirnen der jungen Geschöpfe im Alter von 28—40 Wochen intrauterinen Lebens erhalten habe, im Grossen und Ganzen vollkommen gut mit einander übereinstimmen, sowohl in Bezug auf die Kernanordnung, als auch auf den Verlauf und die Vertheilung der Markfasern. Verschiedenheiten fanden sich nur, wie begreiflich, in Bezug auf die Menge der markhaltigen Achsencylinder, gegenüber den noch marklosen, oder nur wenig mit Mark bekleideten nackten Nervenfasern.

Ich habe schon in meinen beiden früheren Arbeiten (6. 7.) ausführlich beschrieben, wie die Markbildung allmählich und in einzelnen Wurzeln desselben Nerven nicht auf einmal, sondern zeitlich getrennt auftreten kann; und wie die Markbildung vom Centrum nach der Peripherie fortschreitet. Dies konnte s. Z. für den ganzen Sehnerven auf die bestimmteste Weise genau verfolgt und nachgewiesen werden. Beim Oculomotorius sind die Verhältnisse in Bezug auf die Art der Markumhüllung der nackten Achsencylinder ähnliche wie beim Sehnerven. Leider bin ich nicht in der Lage, in derselben bestimmten Weise wie beim Sehnerven eingehendere Angaben darüber zu machen, denn es stand mir das zu derartigen vergleichenden Studien nöthige Material nicht so reichlich (30 Gehirne) wie damals zur Verfügung. Immerhin liess sich auch an dem beschränkteren Materiale für den Oculomotorius feststellen, dass die Markbildung allmählich und, was unzweifelhaft erschien, ebenfalls vom Centrum zur Peripherie fortschreitend vor sich

geht. Wir werden im Verlaufe der Besprechung Gelegenheit
haben, darauf zurück zu kommen. Also nur in so fern wiesen
die Schnittserien der einzelnen ungleich entwickelten Geschöpfe
Verschiedenheiten auf; sonst waren stets die Verhältnisse, be-
treffs der Gruppirung und Form der Zellhaufen und des Verlaufes der Fasern, dieselben.

Ich werde mich daher bei Beschreibung der einzelnen für
den Aufbau des Wurzelgebietes wichtigen Schnitte zunächst auf
ein Geschöpf beschränken und wähle zu diesem Ende ein
32—34 Wochen altes, an welchem die meisten Einzelheiten am
besten zu sehen sind. In diesem Alter sind schon fast alle
Fasern durch ihre Markbekleidung deutlich sichtbar; andererseits aber sind die Markscheiden gegenüber denjenigen bei älteren
Individuen, oder gar Erwachsenen, so dünn und zart, dass es
ein Leichtes ist, die Wurzelfasern aus dem oft verwickelten Geflechte herauszusehen. Aus demselben Grunde erscheinen auch
die Kernhaufen allenthalben recht distinct, nirgends, wie stellenweise beim Erwachsenen, vom Gewirr fertig entwickelter, stark-
umhüllter Markfasern fast bis zur Unkenntlichkeit verdeckt.

Das zur Beschreibung gewählte Geschöpf erscheint auch
deswegen passend, weil es gut als ziemlich gleichalterig, mit den
Befunden v. Kölliker's und Perlia's, den beiden neuesten und
gründlichsten rein anatomischen Untersuchungen, verglichen
werden kann.

Wenn man demnach in der angegebenen Weise die Schnittserie, nach der bestimmten Ebene von hintenher beginnt, so
findet man schon in den allerersten Schnitten, gleich nachdem
der Trochlearikern aus dem Gesichtsfelde verschwunden ist,
schon bemerkenswerthe Verhältnisse. (Taf. I, Fig. 1.)

Links und rechts von der Medianlinie, z. Theil unter dem
Aquaeductus, nach unten und lateralwärts von den Quer- und
Schiefschnitten der Nervenfasen des hinteren dorsalen Längsbündels begrenzt, sieht man je eine Ganglienzellenmasse von
etwas länglicher Form mit nach oben (dorsalwärts) deutlich ab-

gerundetem Kopfe, nach unten (ventralwärts) etwas verjüngt zu-
geschärft; am ehesten dem Durchschnitte eines auf der Spitze
stehenden Eies vergleichbar. Die beiden Kerne liegen aber hier,
in diesem und den nächsten Schnitten, nicht parallel zur Mittellinie und zu einander, sondern ihre Längsachsen sind gegen
einander geneigt und zwar mit convergirendem unterem und
divergirendem oberem Ende. Darnach berühren sich nahezu
die medial gelegenen Ganglienzellen des ventralen Theiles des
Kernhaufens, während nach oben zu ein kleiner, aber deutlicher,
gegen das obere Ende der Kerne langsam breiter werdender
Zwischenraum, erkennbar ist.

Diese beiden Zellhaufen sind nun in sehr charakteristischer
Weise mit feinen ganz gut erkennbaren und nicht gerade schwer
verfolgbaren Markfasern durchzogen, zum Theil umflochten und
zum grössten Theile mit einander verbunden. Die Hauptmenge
dieser verbindenden Fasern liegt in den ersten (distalsten) zehn
Schnitten mehr in der ventralen Hälfte des Zwischenraumes
und verläuft hier anscheinend commissurenartig von einem
Kern zum anderen. Von dieser Stelle aus steigen nach beiden
Seiten hin fächer- und bogenförmig, nach Art von Büscheln,
Faserzüge auf, treten auseinander und dringen in verschiedenen
Höhen zwischen den Ganglienzellen ein, indem sie wiederum
Bogen beschreiben, und durchsetzen dieselben. In dem dorso-
lateralen Antheile des Kernes, dort wo er von den Durchschnitten
des hinteren Längsbündels begrenzt wird, sammeln sich nun
diese Bogenfasern zu zarten Bündelchen und treten, eben zwischen
diesen Längsbündeln hindurch, aus dem Kernhaufen heraus.

Untersucht man nun diesen Theil des Fasercomplexes,
welcher anscheinend commissurenartig zwischen den ventralen
Enden der beiden Kerne liegt, mit stärkerer Vergrösserung, so
erkennt man sofort, dass es sich nirgends um Commissurenfasern, sondern immer nur um deutlich gekreuzte Fasern handelt. Dieselben sammeln sich jeweils im gegenüber liegenden
Kern aus verschieden hoch gelegenen Theilen desselben und

senken sich in dorsalwärts concavem Bogen nach unten, gegen
die ventrale Spitze des Längsbündels, hier verlaufen sie eine
verschwindend kurze Strecke horizontal, um dann sofort wieder
in steilem dorsal convexem Bogen an der medialen Seite des
Kernes, mehr oder weniger, in die Höhe zu steigen und auf dem
ganzen Aufstieg büschelförmig in die Kernmasse auszustrahlen.
Hier sammeln sie sich dann, wie schon erwähnt, an der lateralen
Seite des Kernes wieder und treten, zu Bündelchen vereinigt,
zwischen den Querschnitten der Längsbündel heraus.

Versucht man es, die Fasern an diesen aufeinander folgenden ersten 10 Schnitten noch genauer mit stärkerer Vergrösserung zu verfolgen, so findet man, dass die aus dem ventralen
Theile des Kernes kommenden Fasern, auf dem beschriebenen
Weg gegen die dorsale Parthie des gegenüberliegenden Kernes
zustreben, dort den Kern fast zu Einzelfasern aufgelöst durchsetzen und sich dann zu den lateralsten Bündeln sammeln
und als solche den Kern verlassen.

Diejenigen Fasern aber, welche aus höher, dorsaler gelegenen
Theilen des Kernes zu stammen scheinen, verlaufen erst eine
kurze Strecke auf derselben Seite nach abwärts, treten dann auf
die andere Seite hinüber, um gleich wieder, aber viel weniger
als die erst beschriebenen Fasern, aufzusteigen und dann allmählich, vereinzelt, in kürzestem Bogen, fast im rechten Winkel in
die Kernmasse einzustrahlen, sich wieder zu Bündelchen zu vereinigen und zwischen Längsbündelquerschnitten auszutreten.
Diese Fasern, welche wir im Gegensatz zu den früheren, die mit
längeren Wurzeln entspringenden, gekreuzten Fasern nennen
möchten, liefern mithin Bündeln, welche etwas weniger dorsal
als die früheren aus der Kernmasse austreten: sie verlassen aber
dieselbe immerhin noch so hoch, dass das unterste ventralste
Viertel der Längsbündelquerschnitte freibleibt von Fasern, welche
zwischen ihnen hindurchtreten würden.

Untersucht man endlich an diesen Schnitten mit starker
Vergrösserung auch den scheinbar freien, verschieden grossen

Raum zwischen dem dorsalen Antheil der beiden Kerne, so findet man ein äusserst feines Gewirr von zarten Muskelfäserchen, welche nach allen Richtungen verlaufend, eng miteinander verfilzt sind; dieselben stehen, wie man ganz deutlich sieht, nicht in Zusammenhang mit den eben beschriebenen Faserzügen, sie sind auch um vieles dünner und zarter, so dass sie schon dadurch deutlich von jenen zu trennen sind. Hingegen lehren Golgi'sche Präparate, dass sie mit den ihnen am nächsten liegenden Kernen in Verbindung treten. Es handelt sich hier jedenfalls um Faserzüge und Nervenfilz, das dem centralen Höhlengrau angehört, anatomisch zunächst streng vom Fasersystem des Oculomotorius zu trennen ist.

Ich möchte gleich hier schon erwähnen, dass bei allen untersuchten Geschöpfen, in dem einen oder dem anderen Schnitt, hauptsächlich im hinteren Anfangstheile des Kernes (beim beschriebenen z. B. im fünften) scheinbare (bis fünf) Abschnitte des Kernes erkennbar sind. Es unterliegt aber gar keinem Zweifel, dass es sich dabei nur um Täuschungen handelt. Dieser Antheil des Kernes und, wie wir später sehen werden, auch alle anderen bestehen aus einem compacten Kernhaufen. Es entstehen nur an vereinzelten Schnitten dadurch scheinbare Abgrenzungen von Kernhäufchen, dass sich die von der gegenüberliegenden Seite kommenden Einzelfasern etwas früher, schon an der medialen Kernseite zu zarten Bündelchen vereinigen und als solche den Kernhaufen durchziehend, denselben scheinbar abtheilen. Ein sicherer Beweis dafür, dass es sich wirklich so verhält, und dass hier keine Unterabtheilungen des Hauptkernes vorhanden sind, liefert die genaue Durchsicht der vorhergehenden und folgenden Schnitte, wo wieder gar keine Abtheilungen sichtbar sind, weil sich die gekreuzten Einzelfasern erst an der lateralen Seite des Hauptkernes, kurz vor ihrem Austritte aus demselben zu Bündeln vereinen. Ich erwähne diesen Befund schon hier, obwohl er auch später an Schnitten anderer Regionen wiederkehrt, er ist aber hier im Anfangsstück des Kernes besonders

markant und bildet einen zum Verständniss der Kerngruppirung
wichtigen, mit Nachdruck zu erwähnenden Befund.

So bestimmt sich diese Theilung des Hauptkerns in kleinere
Gruppen als Täuschung kundthut, so auffallend und beständig
ist ein anderer, die Ganglienzellen betreffender Befund an allen
bis jetzt vorliegenden Schnitten. Es wurde schon erwähnt, dass
der zu beiden Seiten der Medianlinie liegende Hauptkern lateralwärts von den Quer- und Schrägschnitten des hinteren Längsbündels begrenzt wird. Wenn man nun diese Anfangsschnitte
genauer durchsieht, so findet man allenthalben zwischen den
Längsbündeln und jenseits derselben, zwischen den schon geformten, austretenden Oculomotoriusbündeln, zu kleineren Gruppen vereinigte Ganglienzellen zerstreut liegen, welche in jeder
Beziehung mit jenen des Hauptkerns identisch sind. Ich finde
diesen Befund in ähnlicher Weise nur bei v. Kölliker (17)
beschrieben und abgebildet. In meinen Präparaten liegen jedoch
die Ganglienzellen nicht so vereinzelt, fast bloss jenseits der
Längsbündel von dem Hauptkerne getrennt, sondern die jenseits
der Längsbündel liegenden Häufchen erscheinen fast überall
durch einzelne hinter einander gereihte Zellen mit der Hauptkernmasse in inniger Verbindung. Es macht demnach bei meinen
Präparaten schon beim ersten Anblick weit mehr und bestimmter
als bei Kölliker den Eindruck, dass es sich hier um Zellen
handelt, welche alle zum Oculomotoriuskern gehören und etwa
nur durch die dazwischen tretenden Längsbündel, in dem Masse,
als sie vermöge ihrer zunehmenden Markumhüllung allmählich
breiter und massiger werden, auseinandergedrängt und stellenweise sogar vom Hauptkern abgedrängt werden.

Da ich diesen Befund in der Litteratur nur, wie schon erwähnt, bei Kölliker bei dem einen von ihm untersuchten
achtmonatlichen Geschöpf verzeichnet finde, ich ihn aber in der
beschriebenen Weise in allen von mir untersuchten Embryonen
und Früchten beständig antraf, so möchte ich hier besonders
hervorheben, dass ich ihn als einen constanten, hauptsächlich

dem hinteren Abschnitt des paarigen Oculomotoriuskernes eigenthümlichen Befund ansehe und die beschriebenen Zellhaufen bestimmt als dem Hauptkerne zugehörig anspreche.

Als ich die Zellhäufchen zum ersten Male an W e i g e r t-
präparaten wahrnahm, glaubte ich zugleich sehen zu können,
dass diese Zellen mit Fasern in Verbindung träten, welche sich
den ihnen am nächsten, schon aus der Kernmasse ausgetretenen
Oculomotoriusbündeln anschlössen und mit diesen weiterzögen.
Ich glaubte demnach in diesen Fasern, welche anscheinend den
zwischen den Längsbündeln und ventralwärts vor ihnen liegenden
Zellen entstammen sollten, Fasern gefunden zu haben, welche
an derselben Seite entspringend, mit den Bündeln, welche
aus Fasern der anderen Seite zusammengesetzt sind, in gemein-
schaftlichem Zuge verliefen. Es wären dies die einzigen in
diesem distalsten Kerntheile ungekreuzt verlaufenden Fasern
gewesen.

Eine eingehendere Untersuchung mit stärkerer Vergrösserung
und ganz besonders Schnitte derselben Gegend nach Golgi gefärbt, lehrten mich bestimmt, dass ich mich einer argen Täuschung
hingegeben hatte — wenn auch nur für kurze Zeit. Sogar bei
sorgfältiger Untersuchung Weigert'scher Präparate überzeugt
man sich ganz bestimmt, dass von diesen Zellen keine Fasern
zu den nächstliegenden Oculomotoriusbündeln ziehen. An
Golgi'schen Präparaten sieht man ausserdem noch sehr schön
wie diese Zellen innig umstrickt sind von den Fasern, welche
den gleichseitigen Haufen durchziehen, mithin von Fasern,
welche nach der gegenüberliegenden Seite übertreten. Daher
ist es nicht allein sicher, dass diese Zellen den Hauptkernen
angehören und nur als Ausläufer derselben zu betrachten sind,
sondern es steht auch fest, dass sie mit den übrigen Zellen
dieser Kernparthie gleichwerthig sind und gleichwie diese nur
mit gekreuzten Fasern in Verbindung treten.

Ich möchte noch besonders hervorheben, dass ich in diesen
Schnitten niemals Fasern angetroffen habe, von welchen man

bestimmt sagen könnte, dass sie aus dem medialen Theil des
Hauptkernes stammend in mehr oder weniger dorso-ventraler
Richtung nach unten verliefen und ungekreuzt nahe der Medianlinie, zwischen den ventralsten Längsbündelquerschnitten durch-
träten. Solche Fasern, wie sie bei v. Kölliker (17, S. 295.
Fig. 504) abgebildet sind, in gerader Richtung dorsoventral, und
wie es nach der Zeichnung zu sein scheint, ungekreuzt verlaufend, traf ich bei meinen Geschöpfen in den distalsten Schnitten
(1—20) niemals an. Ich werde später auf diese Fasern zurückkommen.

Darnach finden sich im distalsten Theile des Oculomotoriuskernes, in den ersten zehn Schnitten sicher ausschliesslich
gekreuzte Fasern von jenem eben beschriebenen mehrfach
bogenförmigen Verlauf. Die Fasern lassen sich in solche mit
kürzerer und längerer Wurzel scheiden, je nachdem sie mehr
ventral oder mehr dorsalwärts entspringen. Die Kernmasse
selbst ist, wie wir gesehen haben, in diesem Bezirke bestimmt
nicht in besondere, etwa ventrale und dorsale, oder laterale und
mediale Haufen zu trennen. Es handelt sich immer nur um einen
compakten Kern mit zwischen die begrenzenden Längsbündel
hineinreichende Zellausläufer, die ich der Kürze halber „Lateralzellen" nennen will. In den nächsten zehn Schnitten bleiben
die Verhältnisse in Bezug auf die Gruppirung der Kernmasse
und den Verlauf der Fasern ziemlich ähnliche. Es treten immerhin allmählich geringe Aenderungen auf, die nicht sofort auffallen, weil sie nur nach und nach zustande kommen.

Zunächst wird der fast zelllose Zwischenraum am dorsalen
Ende des Kernes immer schmäler, das heisst die Kerne werden
in ihrem dorsalen Antheil breiter, die medialen Ränder treten
immer näher aneinander heran. Dementsprechend werden auch
die Bogen der sich kreuzenden Fasern etwas flacher, die Kreuz-
ungsstelle zwischen den Kernen ist nicht mehr so in den ventraler
gelegenen Theil des Zwischenkernraumes gedrängt, sie macht
nicht mehr so sehr den Eindruck einer Commissur. Der Ueber-

tritt der sich kreuzenden Fasern ist in der Medianlinie auf einen grösseren Abschnitt vertheilt, ohne aber den bisherigen Charakter ganz zu verlieren. Die Bündel der gekreuzten Fasern treten immer mehr in grösserer Entfernung von der Medianlinie aus der Kernmasse heraus. Der mediale Spalt fängt aber doch schon an sich etwas, wenn auch kaum merklich, zu beleben; es werden einzelne mehr oder weniger gerade, dorsoventral verlaufende Fasern sichtbar, von denen man schon ziemlich sicher annehmen kann, dass sie ungekreuzt bleiben; wo sie hinziehen ist in diesen Schnitten nicht zu sagen, weil sie verschieden hoch, vor ihrem Austritte aus der Kernmasse wie abgeschnitten enden. Immerhin sind auch in diesen zehn Schnitten nur spärliche Fasern, von denen man vermuthen könnte, dass sie ungekreuzt verlaufen, so dass man wohl sagen kann: die ersten zwanzig Schnitte des distalen Oculomotoriuskerns führen fast nur gekreuzte Fasern. Anders gestaltet sich das Verhältniss dieser beiden Fasergattungen in den folgenden Schnitten.

Bevor ich in der Beschreibung weitergehe, möchte ich mit einigen Worten der Befunde v. Kölliker's und Perlia's derselben Gegend gedenken.

Perlia (3. s. s. Fig. 1 a, 1 b) lässt gleichfalls im distalen Theile des Oculomotoriuskerns gekreuzte Fasern verlaufen, doch nicht in so überwiegender Menge, dass die ungekreuzten fast nur als vereinzelte Fasern angetroffen werden. Bei ihm sind gekreuzte und ungekreuzte Fasern (auf seinen Abbildungen) etwa in gleichem Verhältniss verzeichnet, oder es will mir fast scheinen, dass die ungekreuzten sogar zahlreicher sind. Ausserdem lässt Perlia auffallender Weise diese Fasern nur vom dorsalen Kerne gegen die Medianebene ziehen und dort in verschiedener Höhe sich kreuzen, und als medialste Wurzelfasern das untere Längsbündel durchsetzen. Ausser diesem eigenartigen Verlauf will er an schrägen Frontalschnitten durch das Corpus quadrigeminum eines Neugeborenen gesehen haben, wie ein Theil

der gekreuzten Fasern nach hinten, ventralwärts in die Raphe
stieg und in das hintere Längsbündel umbog. Aus den Abbildungen ist dies nicht zu ersehen. v. Kölliker hingegen beschreibt die in Rede stehende Gegend in einer Weise, welche
der meinigen ähnlicher ist. Auch er sieht weit zahlreicher gekreuzte Fasern, dieselben betreffen gleichfalls „. . . . die am
meisten lateralwärts liegenden Wurzelbündel . . . . sie dringen
durch die am meisten seitwärts und dorsal gelegenen Bündel
des Fasciculus l. dors. durch, biegen dann, die Zellmassen ihrer
Seite (fast horizontal) durchziehend, median- und ventralwärts
um, und gelangen so zu dem Kerne der anderen Seite, in welchem sie enden. Hiebei beschreiben die sich kreuzenden Wurzelfasern häufig mehr weniger starke S-förmige Biegungen in der
Art, dass dieselben in der Nähe der Medianebene erst gegen
die Ventralseite, d. h. den Grund der Spalte zwischen den beiden
Längsbündeln verlaufen, und dann erst auf die andere Seite
umbiegen, um hier wieder dorsalwärts gegen die Hauptmasse
des Kernes zu ziehen. An mehreren Präparaten entstanden so
in dem engeren Theile der Längsbündelspalte viele aufeinander
folgende schlingenförmige Umbiegungen, die bis in den Grund
der Spalte reichten . . . ." Gerade dieser Verlauf ist an der
beigegebenen Zeichnung nicht sehr gut ersichtlich.

Jedenfalls stimmt der Befund v. Kölliker's, den er einem
achtmonatlichen Geschöpf entnommen, in den Hauptsachen mit
meinen, unabhängig von ihm, (mein erster Befund datirt aus dem
Anfange des Jahres 1892) an allen von mir untersuchten verschieden alten Individuen constant angetroffenen Bildern überein.

Meine Befunde weichen nur insofern im Detail von jenen
Kölliker's ab, dass ich kürzer und länger verlaufende
Fasern unterscheide, wodurch dann die vermeintliche Com-
missur zwischen den ventralen Theilen der Kerne entsteht;
ferner fehlen bei mir die in bemerklicher Anzahl in der
Medianlinie dorsoventral verlaufenden, weiter schwer verfolg-

baren Fasern, von denen man annehmen muss, dass sie bei
Kölliker ungekreuzt verlaufen, so dass in meinen distalsten
Schnitten ausschliesslich gekreuzte Fasern enthalten sind. End-
lich konnte das Verhältniss der bei mir zahlreicher vorhandenen
Lateralzellen zum Oculomotorius bestimmter charakterisirt
werden.

Da endlich das zur Besprechung herangezogene Geschöpf
von mir in 80 Schnitte zerlegt wurde und in den ersten 20
Schnitten fast ausschliesslich gekreuzte Fasern verlaufen, in
den folgenden 15 Schnitten, wie wir sehen werden, die ungekreuzten Fasern rasch an Uebergewicht gewinnen um bald unvermischt zu verlaufen, so kann man wohl mit grosser Wahr-
scheinlichkeit annehmen, dass mehr als der vierte, etwas weniger
als der dritte Theil aller Oculomotoriusfasern gekreuzt verlaufen.

Diesen zum Theil sich deckenden Befunden von Kölliker
und mir stehen die Perlia's gegenüber; sie stimmen in Bezug
auf den Verlauf der Fasern nur darin mit den unserigen überein, dass sie auch im distalen Theile des Oculomotorius überhaupt gekreuzte Fasern anatomisch nachweisen, wenn auch diese
bei Perlia viel, viel spärlicher sind und sonderbarer Weise
ganz anders (median, dorsoventral) verlaufen. Nach Perlia's
Bildern (l. c. Fig. 1 a, 1 b, 1 c), würde sich kaum der zehnte Theil
aller Fasern kreuzen. Dann fehlen bei Perlia die zuerst von
Kölliker an einem Geschöpf, dann von mir constant und zahlreicher angetroffenen Lateralzellen, welche bestimmt dem
Hauptkern angehören und mit ihm die gekreuzten Fasern liefern.

In den nun folgenden Schnitten (Taf. I, Fig 2) finden wir ein
etwas verändertes Bild, sowohl in Bezug auf die Form und Ausdehnung der Kernmasse, als auch hinsichtlich des Verlaufes der Fasern.
Wir sehen auch hier wiederum rechts und links von der Medianlinie je einen grossen dreieckigen Zellhaufen von länglich dorso-ventraler Form mit dorsaler Basis und ventraler Spitze. Die Kerne sind
dorso-ventral länger geworden, sie reichen auch mit ihrer Spitze

2*

in den ventralen Winkel des hinteren Längsbündels, der Spalt ist oben breiter geworden und reicht tiefer herab. Die Ausdehnung in der Frontalebene ist dementsprechend auch eine grössere geworden. Die Grösse und Gestalt der einzelnen Ganglienzellen ist dieselbe geblieben. Daraus und aus dem allmählichen Anwachsen der Ausdehnung der Kernmasse, wie es aus der Durchsicht der aufeinander folgenden Schnitte ganz deutlich ersichtlich wird, erkennt man mit Bestimmtheit, dass alle Schnitte durch den ununterbrochenen paarigen Hauptkern des Oculomotorius gehen. Nach aussen, latero-ventralwärts, ist die Kernmasse so ziemlich von den Durchschnitten der Längsbündel begrenzt; man sieht aber auch an allen diesen Schnitten, wie an den bisher besprochenen zwischen den Längsbündeln Ganglienzellen liegen, welche bestimmt als der Hauptmasse zugehörig erkannt wurden. Auch hier sind sie stellenweise zu etwas grösseren Häufchen vereinigt, doch im Ganzen in viel geringerer Anzahl als in den vorhergehenden und ganz besonders als in den ersten zehn bis fünfzehn Schnitten. Wiewohl auch hier an manchen Schnitten gut abgegrenzte, anscheinend isolirte Ganglienzellenhäufchen selbst ventralwärts von der natürlichen Grenze der Längsbündel erkennbar sind, so lehrt doch die Durchsicht der aufeinander folgenden Schnitte, dass es sich immer nur um Ausläufer der Hauptkernmasse handelt und nicht um von dieser räumlich abgetrennte selbständige Kerne.

Ebenso wie an der äusseren Begrenzung finden sich auch gegen die Medianlinie zu, besonders im dorsalen Antheile der Hauptkerne zerstreute Zellausläufer, die gleichfalls an manchen Schnitten zu Häufchen vereint zu sein scheinen, bei genauer Durchsicht aber bestimmt mit dem Hauptkern zusammenhängen. Stellenweise reichen diese vom rechten und linken Kerne her- und hinüber ziehenden Ausläufer in der Mittellinie aneinander, so dass zwischen denselben eine Art verbindender Zellbrücke zu Stande kommt. Die Zellen dieser übrigens sehr schütteren Verbindungsbrücke sind in jeder

Beziehung mit jenen der Hauptkerne identisch, sie differiren in den bezeichneten Schnitten in keiner Weise, weder untereinander noch mit jenen der Hauptkerne. Wir wollen diese zerstreuten Zellausläufer zum Unterschied der früher erwähnten Lateralzellen, der Kürze halber in Zukunft „Medianzellen" nennen. — Auch dadurch machen die dorsalen Antheile der Kerne in dieser Partie einen breiteren Eindruck.

An der Hauptkernmasse selbst innerhalb der begrenzenden Längsbündel erscheinen auf den ersten Blick ebenfalls Unterabtheilungen, wie wir sie schon einmal in den früheren Schnitten erwähnt haben. So konnte man in einem der Schnitte z. B. jederseits drei abgetheilte Herde unterscheiden. Und zwar je einen dorsal, rechts oder links von der Medianlinie, den anderen nach aussen davon angrenzend, den dritten ventralwärts davon. Sieht man jedoch genauer zu, und untersucht man besonders bei stärkerer Vergrösserung alle Schnitte dieser Gruppe, wie sie in der Serie aufeinander folgen, darauf hin, dann erkennt man ganz bestimmt, dass es sich nur um eine zufällige, in jedem Schnitt anders, in manchem gar nicht erkennbare Abtheilung handelt, welche dadurch entstanden erscheint, dass Einzelfasern sich schon innerhalb des Kerns zu zarten Bündelchen vereinigt haben und in geschlossenem Zuge eine Kerngruppe sozusagen umscheiden. Bei starker Vergrösserung und bei geeignetem Gebrauch der Mikrometerschraube wird es aber ganz klar, dass kein Raum zwischen den anscheinend getrennten Kernhaufen vorhanden ist, sondern dass zwischen, unter und über den Nervenfäserchen allenthalben gleich aussehende Ganglienzellen liegen. Es ist mithin auch in dieser Schnittpartie, wie in den zwei vorherigen, nirgend eine Theilung des paarigen Oculomotoriuskernes zu erkennen.

Was nun die Fasernart dieses Kerntheiles anlangt, so finden sich immer noch beiderlei Arten von Fasern vertreten: gekreuzte und ungekreuzte; letztere aber mit jedem weiteren

Schnitte zahlreicher. Während man bisher nach ungekreuzten suchen musste, werden dieselben jetzt schon recht deutlich und zahlreicher. Für die Kreuzung ist noch annähernd derselbe Typus beibehalten, wie ich ihn zu Anfang hervorgehoben. Die gekreuzten Fasern stammen aus allen Theilen des Kernes, treten aber immer noch vorzugsweise dorsolateral zwischen den Längsbündeln aus, sodass wir auch für diese Partie der gekreuzten Fasern sagen können: sie helfen ausschliesslich das laterale Bündel des Oculomotorius aufbauen. Gerade unter diesen Schnitten findet man einzelne, wo es scheint als ob auch unter den in der Medianlinie mehr dorsoventral verlaufenden Fasern Kreuzungen entständen. Bei Durchsicht der aufeinander folgenden Schnitte merkt man jedoch die Täuschung. Die in der Medianlinie ventralwärts commissurenartig verlaufenden, gekreuzten Fasern beschreiben immer noch kleine Bogen, durch welche sie trotz tiefer liegender Kreuzung höher, mithin mehr lateral austreten können. Es ist dies an jedem einzelnen Schnitte schwer zu beurtheilen, erscheint aber bei genauer Durchsicht der Serie als feststehend. Bei etwas mehr geneigter Schnittrichtung kann es nun sehr wohl möglich werden, dass alle diese sich in der Mittellinie kreuzenden, nicht aber als Medialbündel austretenden Fasern, wie abgeschnitten enden. Dadurch kann ein Bild entstehen, welches den Glauben erweckt, als würden die in der Mittellinie gegeneinander gerichteten Faserstücke auch wirklich in der Richtung ihres nach unten zeigenden Endes austreten. Dies ist aber, wie meine Untersuchungen lehren eine Täuschung — der sich vielleicht Perlia hingegeben. An meinen Schnittserien überzeugt man sich sehr wohl, dass dies nur Theile jener Fasern sein könnten, welche immerhin in der Medianlinie — in etwas spitzerem Bogen als bisher -- sich kreuzen, aber an der lateralen Seite der Kernmasse austreten. Das distalste Ende des Oculomotoriuskerns, die eigentliche Stätte der unzähligen gekreuzten Fasern (v. Kölliker, ich) müsste dann für Perlia's

Untersuchung verloren gegangen sein! Wir werden später bei
Besprechung des weiteren Verlaufes der Oculomotoriusfasern
Gelegenheit haben auf diese Verhältnisse zurückzukommen.
Wie schon erwähnt ist in diesen Schnitten die Medianlinie
weit mehr belebt; neben den hier die Kreuzung eingehenden,
lateralwärts austretenden Fasern sehen wir eine Menge ungekreuzte, welche in mehr dorsolateraler Richtung verlaufen. Sie
entspringen bald mit kurzer, bald mit längerer Wurzel, aus ventraler oder dorsaler gelegenen Theilen des Kernes; nahe der
Medianlinie, zwischen den ventralsten Längsbündelquerschnitten,
zu kräftigen Bündeln vereinigt, treten sie aus der Kernmasse
heraus. In den letzten Schnitten dieser Gruppe finden wir
überhaupt zum ersten Male Faserbündel, welche nahe der Medianlinie austretend, auch an die mediale Seite des nun schon nach
aussen unten vom Oculomotoriuscentrums sichtbaren rothen
Kerns, heraustreten, mithin auch im Hauptstamme des Oculomotorius als mediale Faserbündel verlaufen: dieselben sind bestimmt ungekreuzt.

In der nächsten Gruppe von zehn Schnitten ändert sich
insoferne das Bild, als die Kernmassen zu beiden Seiten der
Medianlinie etwas langgestreckter und schmäler werden. Die
dorsalen Enden sind abgerundet und divergiren ein wenig, die
ventralen Enden sind stark spitz zulaufend nahe aneinander-
gerückt; die innere Begrenzungslinie ist leicht convex mit der
Convexität gegen die Medianlinie gerichtet; die äussere Begrenzungslinie im gleichen Sinne gebogen, so dass der Kernhaufen lateralwärts mit einer leichten Concavität abschliesst.
In der ganzen Ausdehnung der Medianlinie sind die beiden
Hauptkernmassen schärfer als bisher von einander getrennt,
dies gilt ganz besonders vom dorsalen Antheile derselben. In
der ventralen, sehr schmalen Zwischenkernzone liegen doch zerstreute vereinzelte Ganglienzellen; es handelt sich aber nur
um etwa ein halbes Dutzend Zellen.

Wenn man sich etwas Mühe gibt, so kann man auch hier, wie schon öfters zuvor, an manchen Schnitten etwas umschriebenere Gruppen von Ganglienzellen aus der Hauptmasse heraussehen. Dies gilt besonders vom dorsalen Antheil des Kernes, wo man am Ende desselben einen dorsalen Herd unterscheiden könnte. Ich sehe mich aber auch hier wiederum veranlasst nachdrücklich hervorzuheben, dass es sich nicht um die Kennzeichnung eines eigenen etwa dorsalen Kernes handeln kann. Die Abtrennung dieses Kernhaufens ist keine durchgängige, sie erstreckt sich nicht auf mehrere aufeinanderfolgende Schnitte. Wir haben es wiederum nur mit einem Befund zu thun, der auf ein oder zwei Schnitte beschränkt bleibt und ganz zuverlässig darauf zurückgeführt werden kann, dass eben an der betreffenden Stelle ein Fasercomplex eigenartig, in schwachem Bogen, compact verläuft und sich dementsprechend zwischen die Kerne schiebt und sie auf einer ganz kurzen Strecke, wenn man so sagen kann, vorübergehend, auseinanderdrängt. Handelte es sich wirklich um ein anatomisch abgetrenntes Zellhäufchen, dann müsste an einer grösseren Reihe aufeinanderfolgender Schnitte ein solch' abgegrenzter Zellhaufe von bestimmter Form und Grösse erkennbar sein. Dies war niemals der Fall! — Darnach haben wir bisher nur e i n e n paarigen ungetheilten Oculomotoriuskern kennen gelernt.

Der Typus des Faserverlaufes wird nunmehr ein ganz anderer ; die Markfasern durchziehen den Kern hauptsächlich in mehr oder weniger dorso-ventraler Richtung. Man erkennt Fasern, welche hoch oben im dorsalen Theile des Kerns beginnen und in ganz schwachem nach aussen concavem Bogen nach unten ziehen und zwischen den m e d i a l s t e n Querschnitten des hinteren Längsbündels austreten. Dazwischen erkennt man wieder andere Fasern, welche mit kurzer Wurzel entspringen und an einem ihrem Beginne näheren Punkte, mehr seitlich aus dem Kern, hervorkommen. Die meisten dieser aus

den seitlicher gelegenen Theilen des Kernes stammenden, äusserst
zarten, aus wenig Einzelfasern zusammengesetzten Bündelchen
ziehen nach ihrem Austritte weiter ventralwärts und schliessen
sich zumeist den vorher beschriebenen mächtigen Medianbündeln
des Oculomotorius an. Fasern, welche aus dem dorsalen Theile
austreten und wie bisher in dorsolateraler Richtung weiter nach
unten verlaufen würden, kann man jetzt nirgends mehr bestimmt
erkennen. Man sieht wohl Fasern, welche höher oben aus dem
Kerne austreten und von denen man nicht sagen kann, dass sie
zu den medialen Bündeln herabziehen. Dieselben erscheinen
kurz nach ihrem schräg von oben innen nach aussen unten gerichteten Verlauf zwischen den Längsbündeln abgeschnitten;
nach einer kurzen Strecke, in derselben schrägen Richtung, treten
wieder Fasertheilchen auf, welche ihnen anzugehören scheinen
und nur wegen ihres nicht ganz ebenen Verlaufes unterbrochen
sind. Für manche Fasern kann man das bei Untersuchung
aufeinanderfolgender Schnitte sogar bestimmt sagen. Alle diese
Fasertheile liegen wohl im Bereiche des rothen Kerns, aber ausschliesslich nahe der ventro-medianen Begrenzung desselben. In
der oberen Hälfte dieses Kernes, der hier schon gut entwickelt
ist, sieht man gar keine Fasern verlaufen. Wir haben es demnach besonders in der zweiten Hälfte dieser zehn Schnitte nur
mehr mit Fasern zu thun, welche, wiewohl sie aus allen Theilen
des Oculomotoriuskernes stammen, doch nur zur Bildung der
medialsten und medialen Fasern des gemeinschaftlichen Nerven
beitragen.

Von all' diesen so verlaufenden Fasern kann man auch
bestimmt angeben, dass sie in und ausserhalb der Kernmasse
ungekreuzt verlaufen.

An keinem dieser Schnitte sieht man überhaupt Fasern,
von welchen man mit Bestimmtheit sagen könnte, dass sie sich
kreuzen. Wir sind demnach allmählich mit dem 50. Schnitte
in jenen Theil des Oculomotoriuskerns angelangt, aus welchem,

wie aus dem oben gesagten erhellt, nur ungekreuzte Fasern
ihren Ursprung nehmen.

Mit der nun folgenden Schnittserie befinden wir uns schon
in der zweiten vorderen Hälfte des Oculomotoriuskernes, sie
deckt uns auch Gebilde auf, denen wir bisher nicht begegnet
sind (Taf. II, Fig. 3). Der grösste Theil des Feldes wird auch
hier zu beiden Seiten der Medianlinie von den Durchschnitten
des Hauptkerns eingenommen. Diese Durchschnitte zeigen
immer noch eine den früheren ähnliche Form, sie sind aber um
etwas weniges schlanker geworden und erscheinen langgestreckt,
mit etwas nach oben divergirendem, breitem, abgerundetem
Kopfende, nahezu parallelem, nach unten allmählich dünner
werdendem Körper und ganz spitzem, nahe an den hier schon
spitzeren Winkel des hinteren Längsbündels reichenden, ventralem
Fussende; seitlich wie immer von den Querschnitten der Längsbündel begrenzt.

Die Durchschnitte der Hauptkernmasse unterscheiden sich
sonst durch nichts von den vorhergehenden. Man ist auch hier
an dem einen oder dem anderen Schnitt versucht, wohlcharakterisirte Unterabtheilungen anzunehmen, dieselben sind
aber, wie schon früher an anderen Stellen eingehender besprochen
wurde, nicht in Wirklichkeit vorhanden, sondern durch eine
Täuschung hervorgerufen. Es handelt sich immer noch um
zufällige Gruppirung der kleinen Faserbündelchen innerhalb der
Kernmasse, welch' letztere demgemäss, nach wie vor, für eine
compacte gehalten werden muss.

Zwischen den abgerundeten etwas divergirenden Kopfenden
der beiden Hauptkerne hingegen erscheint allmählich, rechts
und links von der Medianlinie, eine erst geringe, dann massigere
Ansammlung von wohlcharakterisirten, von den bisherigen bestimmt zu unterscheidenden Ganglienzellen. Dem hier befindlichen Raume entsprechend nehmen die beiden neuen Kernhaufen eine langgestreckte Form mit einem nur wenig markirten,

abgerundeten, kaum merklich nach aussen abgebogenen Kopfende
und einem ziemlich spitz zulaufenden unteren Ende an. Die
beiden medial gelegenen Kernhaufen haben im Kleinen fast die
selbe Form wie die Hauptkerne in den vorliegenden Schnitten.
In seiner grössten Ausdehnung misst der neue Zellhaufen etwa so
viel wie der sechste oder siebente Theil des Hauptkerns; er
reicht hier etwas über die Mitte desselben herab. Diese lang-
gestreckten Zellmassen sind allseits von zarten Fäserchen umgeben, welche sie in der Mittellinie von einander trennen; desgleichen werden sie von solchen vielfach durchzogen. Sie bestehen aus einer ziemlich compacten Anhäufung kleiner, gleich-
mässiger, meist multipolarer Ganglienzellen; dieselben unterscheiden sich sehr auffallend von den bisher angetroffenen; sie
messen nur 8—10 μ, sind mithin um den vierten bis fünften
Theil kleiner als die Zellen des Hauptkerns; sie erscheinen auch
deutlich blasser gefärbt, so dass sich diese paarige Kernmasse
in allen Schnitten ganz deutlich von der Hauptkernmasse abhebt.

Es ist wohl kein Zweifel daran, dass wir es hier mit
jenem kleinzelligen, medialen, paarigen Kerne zu thun haben,
welcher zuerst von Edinger (2) am Fötus und von Westphal
(4) am Erwachsenen ausführlich beschrieben wurde. Auch
Perlia (3) konnte ihn bei den von ihm Untersuchten wieder-
finden. Sonderbarer Weise war an der achtmonatlichen Frucht
Kölliker's nichts von dem kleinzelligen Kerne von Edinger-
Westphal zu sehen. In den von mir untersuchten Geschöpfen
war der paarige kleinzellige mediale Kern immer im proximalen
Drittel der Oculomotoriuskerngruppe in gleicher Weise wie an
dem zur Beschreibung gewählten Geschöpf zu sehen. Es handelt
sich somit jedenfalls um einen constanten Befund.

In wenigen Schnitten dieser Gegend zeigte sich an dem
Kopfende der medialen kleinzelligen Kerngruppe eine kleine
Anhäufung von ähnlichen, ebenfalls 8—10 Mikren messenden
Zellen, welche von der medialen Gruppe ausgehend sich an das

Kopfende der Hauptkerngruppe in schräg dorso-lateraler Richtung anschmiegte. Nur etwa an fünf Schnitten war diese laterale kleinzellige Kerngruppe deutlich erkennbar; sie fand sich auch nicht constant als scharf umschriebene Kernmasse in allen Geschöpfen vor. Mithin wäre sie zunächst nicht als constanter Befund zu erwähnen. Es soll aber hier schon darauf hingewiesen werden, dass es sich in den positiven Fällen um ein ähnliches Zellhäufchen handelt, wie es Westphal (4) in seinem Falle von Ophthalmoplegia externa als lateralen kleinzelligen Kern beschrieben hat. Auch Perlia (3) findet ihn bei einem Neugeborenen wieder und bildet ihn (Fig. 1 d) auch in auffallender Deutlichkeit ab. Nach seiner Beschreibung erstreckt er sich über ein weit grösseres Areale.

Ich möchte endlich noch erwähnen, dass in allen diesen und in den meisten folgenden Schnitten am oberen seitlichen Rande des Hauptkerns, von diesem durch die Querschnitte der Längsbündel getrennt, in ähnlicher Weise, wie in den meisten Schnitten des distalen Kerntheiles, Ganglienzellen zu einem verschieden grossen Häufchen vereint, bei einanderliegen und gewöhnlich durch einzelne Zellen, die sich zwischen den Längsbündeln befinden, mit der Hauptkernmasse zusammenzuhängen scheinen. Ich habe von ähnlichen Befunden, entlang der ganzen seitlichen Begrenzung des Hauptkernes schon früher ausführlich gesprochen; hier handelt es sich aber um Zellen, die hauptsächlich im und am dorsalen Antheile des Längsbündels liegen und welche sich, bei aufmerksamer Untersuchung mit stärkerer Vergrösserung, als identisch mit den zelligen Elementen des Hauptkerns herausstellen.

Die Lateralzellen dieser Schnitte sind nicht so leicht zu erkennen wie jene aus dem distalen Kerntheile, weil sie hier mit dichtem Faserfilz umgeben sind. Aber gerade an diesem Faserfilz, welcher sich in den Hauptkern hinein fortsetzt, um

sich allmählich in Fäserchen aufzulösen, ist bestimmt zu erkennen, dass auch diese Lateralzellen dem Hauptkern angehören und wie die Ganglienzellen desselben mit Oculomotoriusfasern in Verbindung stehen. Die Golgi'sche Färbung bestätigt
diesen Befund.

Der Faserverlauf gestaltet sich in diesem Bezirke weit ein-
facher als bisher. Es ist deutlich am vorliegenden Schnitte
(Fig. 3) zu sehen, wie der ganze Hauptkern von einer grossen
Menge von Fasern, hauptsächlich in dorso-ventraler Richtung,
durchzogen wird; dieselben verlaufen oft ganz parallel, indem
sie einen ganz schwachen gegen die Medianlinie zu convexen
Bogen beschreiben. Sie sind besonders dicht nahe dem medialen
Rande des Kerns angeordnet. Schon während ihres Zuges
durch die Ganglienmassen sieht man sie stellenweise zu kleinen
Bündelchen gruppirt, welche zumeist, sich immer näher aneinander drängend, den medialwärts gelegenen Querschnitten des
Längsbündels zueilen, um, zu ziemlich starken Bündeln vereint,
zwischen diesen aus dem Oculomotoriuscentrum auszutreten.
Sie verlaufen hierauf erst etwas gerade nach unten, dann in
einem nach innen konvexen Bogen, dem medialen Rande des
rothen Kerns entlang, und streben dann, wieder einen schwachen
Bogen, jedoch mit der Convexität nach aussen, beschreibend,
der Austrittsstelle des gemeinschaftlichen Nervenstammes zu.

Wenn auch die meisten Fasern in der angegebenen Weise
durch die ganze Kernmasse hindurchziehen, so giebt es doch
auch Fasern in geringerer Anzahl, welche mehr aus den ventralen und mittleren Partien des Kerns zu stammen scheinen
und oft schon etwas früher austreten, mithin mit kurzer Wurzel
entspringen. Aus dem dorsalen Theile des Kernes treten aber
in allen diesen und den folgenden Schnitten keine Fasern aus,
wiewohl die meisten derselben gerade in dieser Gegend ihren
Ursprung haben.

So wie es für den distalen Theil des Oculomotoriuskerns

charakteristisch war, dass die geformten, meist gekreuzten Bündel
vorzüglich aus dem dorsalen Theil des Kernes austraten, beziehentlich zwischen den mehr dorsalwärts gelegenen Querschnitten des Längsbündels hindurchzogen, so ist es im Gegentheil für den ganzen proximalen Kerntheil Regel, dass die bevor-
zugten Durchlässe für die Faserzüge in den ventraler gelegenen
Zwischenlängsbündelräumen zu suchen sind.

Wir haben schon früher gesehen, dass der Raum zwischen
den paarigen Durchschnitten der Hauptkerne in seinem oberen
Antheile von den beiden medialen kleinzelligen Kernen (Edinger-
Westphal) erfüllt ist; der ventralwärts davon liegende,
schmälere, etwas langgestrecktere Raum bis in den Winkel des
Längsbündels hinab ist in den meisten Schnitten nur von
zarten Fäserchen durchzogen, welche sich verschieden weit in
die kleinzelligen Kerne verfolgen lassen und wo sie zwischen
den Zellen bald früher, bald später ihr Mark verlieren. Leider
ist es mir nicht gelungen, gerade diesen Theil des Kernes gut
nach Golgi zu färben, um genaueres über den Zusammenhang
zwischen Zellen und Nervenfasern angeben zu können. Es
scheint, dass die imprägnirten Stücke doch etwas zu gross waren
und daher dieser gerade in der Mitte liegende Theil nicht so
vollständig gefärbt erschien. Immerhin sind schon die Befunde
mit Weigert's Färbung für mich vollkommen beweisend, um
sagen zu können, dass die ebenerwähnten zarten Fäserchen den
kleinen Ganglienzellen des medialen Kerns von Edinger-
Westphal angehören. Diese Fäserchen lassen sich ventralwärts zumeist weiterverfolgen, so dass man deutlich sehen kann,
wie sie sich den zunächst der Medianlinie liegenden, geformten
Oculomotoriusbündeln anschliessen. Um sich jedoch von diesem
anatomischen Verhältniss unbedingt zu überzeugen, muss man
die aufeinanderfolgenden Serienschnitte genau untersuchen, da
es kaum je gelingt, mit absoluter Sicherheit eine Einzel-
faser als solche, vom kleinzelligen Kern bis hinab zum Oculo-

motoriusbündel, auf einem Schnitte zu verfolgen. An den Serienschnitten hingegen ist es nie schwer, den Zug der Fasertheile,
besonders, wenn man sich darauf eingeübt hat, zu sehen. Diese
etwas mühevolle Arbeit wird dadurch erleichtert, dass die zu ver-
folgenden Fasertheile bei unreifen und reifen Früchten, wie ich sie
zu untersuchen Gelegenheit hatte, entschieden zarter sind als alle
übrigen bisher im Wurzelgebiete des Oculomotorius besprochenen
Markfasern. Bei jüngeren Geschöpfen als das untersuchte sind
sie noch so arm an Mark, dass sie viel weniger leicht verfolgbar sind, weil sie immer in grösseren Intervallen auftreten. Die
markhaltigen Fasertheile sind dann viel weiter auseinander gerückt, ihre Zusammengehörigkeit ist mithin weniger sicher festzustellen.

An dem bisher beschriebenen Geschöpf kann man aber nicht
darüber im Zweifel sein, und ich stehe nicht an, es mit Bestimmtheit auszusprechen, dass die Zugehörigkeit des medialen kleinzelligen Kernes (Edinger-Westphal) zum Oculomotorius beim
Menschen anatomisch sichergestellt ist. Nichts derartiges kann
für jenen unbeständig angetroffenen Zellcomplex am oberen
Ende des medialen kleinzelligen Kerns gesagt werden. Es ge-
lang niemals festzustellen, dass Fasern direct aus dem sogenannten lateralen kleinzelligen Kern (Edinger-Westphal) als bestimmte Oculomotoriusfasern zu recht kämen.

Während die Gestalt der Hauptkerne ziemlich gleich bleibt,
ändert sich allmählich im Verlaufe der Durchsicht dieser Schnittserie
(Taf. III, Fig. 4) das Bild im Raume zwischen den Hauptkernen.
Die Ausdehnung der Westphal'schen Mediankerne ändert sich,
indem dieselben merklich kürzer werden; zugleich treten unter
ihnen im ventralen Theile des Medialraumes ganz vereinzelte
Ganglienzellen auf, welche sich, was Form und Färbung anlangt,
kaum von denjenigen der Hauptkerne unterscheiden. Diese
zerstreuten Ganglienzellen kann man nur schwer aus dem zar-
testen netzförmigen Fasergewirr heraussuchen. Das zarte Faser-

netzwerk wird erstens von den dorsallateralwärts verlaufenden, äusserst dünnen Fäserchen aus dem Edinger-Westphal'schen Kern und dann von wirr durcheinander laufenden kleinen Faserthcilchen gebildet, wodurch ein recht zierliches Maschenwerk zu Stande gebracht wird.

In den weiteren Schnitten wird das Maschwerk immer geringer, dafür belebt sich das Feld immer mehr mit Ganglienzellen, welche gleich von Anfang an mehr in der Mitte des Mediamraumes zusammengedrängt erscheinen. Sie sind hier und in allen folgenden 10 bis 15 Schnitten ganz deutlich begrenzt; nirgends geht diese Zellmasse in die seitlich liegende des Hauptkerns über; sie ist besonders an den Seiten ganz auffallend durch die aus den Seitenkernen dorsoventralwärts ziehenden Oculomotoriusfasern begrenzt. Oben und unten läuft die Zellmasse in eine mehr oder weniger ausgesprochene Spitze zu. Die Kernmasse nimmt daher eine ziemlich ausgeprägte Mandelform an. Perlia nennt diesen Zellhaufen „Centralkern". Insofern als er zwischen den beiden Hauptkernen und unter den kleinzelligen Edinger-Westphal'schen Kernen liegt, ist die Bezeichnung ziemlich zutreffend. Man muss aber dabei wohl beachten, dass dieser so wohlcharakterisirte Kern lange nicht im Centrum der ganzen Gruppe liegt, sondern ganz im proximoventralen Antheile der Oculomotoriuskerngruppe, er müsste somit nach seiner topographischen Lage richtig heissen „unpaariger, vorderer, grosszelliger Mediankern" zum Unterschiede von dem „paarigen, kleinzelligen Mediankern von Edinger-Westphal". Bei Kölliker (l. c. Fig. 506) finde ich diesen Kern nicht so stark entwickelt und lange nicht so scharf begrenzt wie ich ihn abbilde und beständig angetroffen habe (s. Fig. 4).

Während sich nun dieser neue Kern zwischen die ventralen Enden der beiden Hauptkerne einschiebt, werden diese naturgemäss ein wenig auseinander gedrängt; ausserdem nimmt ihr Längsdurchmesser zusehends ab. In gleicher Weise nehmen

sowohl Längs- als auch Querdurchmesser der paarigen kleinzelligen Mediankerne ab und bald sind dieselben ganz aus dem
Gesichtsfelde verschwunden. Unterdessen hat der unpaarige,
ventrale Mediankern seine grösste Ausdehnung erlangt, so dass er
hier fast den Querdurchmesser der beiden kleinzelligen zusammen-
genommen, erreicht. Die Längsachse bleibt in allen Schnitten
so ziemlich dieselbe. Ausser der Abnahme des Längsdurch-
messers der seitlichen Hauptkerne ist an diesen keine Veränderung wahrzunehmen. Sie bilden immer noch eine compacte
Zellmasse, welche sich nach wie vor nicht in abgetrennte Zellhaufen abscheidet, hier noch weniger als in den früheren Ab-
schnitten, wo man ja von einer vorübergehenden, auf vereinzelte
Schnitte beschränkte und darum nicht thatsächlich anatomisch
feststehende Unterabtheilung sprechen konnte.

Die vielen Fasern aus den Seitenhauptkernen, verlaufen
nach wie vor durch die ganze Kernmasse mit langen und kurzen
Wurzeln, manchmal auch schräg hindurchziehend und treten
ausschliesslich ventral und medial zwischen den Längsbündeln
aus; es entstehen auch hier aus den Hauptkernen nur medial
verlaufende Faserbündel. Die vorher erwähnten zarteren Fäserchen, welche mit Bestimmtheit den kleinzelligen Mediankernen
entstammen, ziehen ganz deutlich längs der seitlichen Begrenzung
der Hauptkerne zu beiden Seiten dem grosszelligen Mediankern
entlang, gegen die Querschnitte der Längsbündel hin und vereinigen sich hier mit den Faserbündeln, welche aus den Seitenhauptkernen stammen und zwar mit den medialsten. Man sieht
an manchen Schnitten ganz hervorragend gut, wie das dünne
Fäserchen, welches sich bis in den kleinzelligen Mediankern
verfolgen lässt, ganz nahe an einem Längsbündelquerschnitt
um weniges von seiner fast vertikalen Verlaufsrichtung abbiegt
und in das zunächst liegende fertig gebildete Oculomotorius-
bündel eingeht. Ich erwähne diese anatomische Thatsache mit
Nachdruck, weil bisher eigentlich nur Westphal, auf Grund

seiner pathologisch-anatomischen Untersuchung jenes Falles von
Ophthalmoplegia externa, diese kleinzellige mediale (und die
laterale) Kerngruppe als zum Oculomotorius gehörig und sogar
als Centrum für die Binnenmuskeln des Auges angesprochen
— aber nur aus dem Grunde, weil sie allein noch gut erhalten,
während alle anderen Zellen des Centrum pathologisch ver-
ändert waren. Die diesbezüglichen anatomischen Untersuchungen
(Edinger, Perlia) konnten nur die Existenz beider Kerngruppen
feststellen, nicht aber, dass sie Oculomotoriusfasern liefern.
Nach meinen wiederholten Befunden ist es anatomisch be-
wiesen, dass der paarige mediale kleinzellige Kern Edinger-
Westphal (aber nur dieser, nicht auch der laterale) einen inte-
grirenden Bestandtheil der Oculomotoriuskerngruppe bildet, und
dass bestimmt Fasern aus ihm zu Recht bestehen, welche mit
den Oculomotoriusbündeln austreten, darnach voraussichtlich
auch physiologisch denselben angehören. Es lässt sich ferner
noch feststellen, dass diese zarten Fäserchen aus dem kleinzelligen medialen Kern ebenso sicher nur Faserbündeln derselben Seite zustreben, mithin ungekreuzt verlaufen. —

Es erübrigt noch von jenen Fasern zu sprechen, welche dem
unpaarigen grosszelligen Mediankern (Centralkern Perlia's) anatomisch anzugehören scheinen. Es wurde schon früher erwähnt,
dass bevor die Zellen dieses Kerns im Gesichtsfelde auftreten,
an derselben Stelle, im ventralen Theile des Medianraumes, ein
äusserst zartes Netzwerk von Markfasern zu sehen ist, und dass
in dem Maasse als in folgenden Schnitten Zellen erkennbar
werden, das Maschwerk an Ausdehnung abnimmt, bis das ganze
Feld von Zellen beherrscht wird. Es sind aber auch dann noch
bei starker Vergrösserung kreuz und quer verlaufende markhaltige und marklose Fäserchen zu sehen, welch' letztere die
Ganglienzellen umspinnen.

An diesem Faser- und Zellgewirr kann, man in günstigen

(dünnen) Schnitten vollkommen klar heraussehen, dass markhaltige Fasern am ventralen Ende des Mediankerns austreten
und in ähnlicher Weise, wie die Fäserchen aus den beiden kleinzelligen Kernen, zu rechts oder links liegenden Oculomotorius-
faserbündeln abbiegen und mit ihnen zwischen den Längsbündel
querschnitten hindurchtreten. Auch diese Fasern erscheinen,
selbstverständlich an gleichaltrigen Geschöpfen, etwas zarter als
die Markfasern aus den Seitenhauptkernen. Aber nicht alle
Fasern kann man an einem und demselben Schnitt so leicht
über die Längsbündel hinaus verfolgen. Eine ansehnliche Menge
derselben endet im Medianspalt abgeschnitten. Erst durch die
sorgfältige Untersuchung der aufeinanderfolgenden Serienschnitte,
gewinnt man gar bald die Ueberzeugung, dass alle aus dem
grosszelligen Mediankern stammenden Fasern, dem Oculomotorius angehören, und dass eine grosse Anzahl derselben nur
deswegen am Einzelschnitt nicht als solche erkannt werden können,
und wie abgeschnitten erscheinen, weil sie nicht nur nach rechts
oder links, in derselben Frontalebene zu einem Oculomotorius-
bündel abbiegen, sondern auch nach vorne und hinten zu, in
verschiedenen Frontalebenen, so dass man auf einem Schnitte
nicht dies ganze Endstück der Faser sehen kann. So sieht
Perlia (3. S. 292) nur . . . . „die an ihm (Centralkern) vorbei-
streichenden! Fasern nach unten fächerförmig auseinander-
fahren und abgeschnitten enden . . . . ." Darnach scheint
Perlia gar keine Fasern gesehen zu haben, welche aus dem
grosszelligen Mediankern austreten.

Die Fasern, welche man aus diesem unpaarigen Mediankern
austreten sieht, mischen sich natürlicher Weise sowohl den rechts
als auch links von der Medianlinie nach abwärts ziehenden Oculomotoriusbündeln bei. Insofern enthalten diese medialsten und
vordersten Züge des dritten Gehirnnerven auch Fasern, welche
mit gekreuzten, in gewissem Sinne, gleichwerthig sind. Eine
Zerstörung des unpaarigen, grosszelligen Mediankerns müsste so-

mit Schwund einzelner Fasern in beiden Stämmen des Oculomotorius nach sich ziehen.

Mit der nun folgenden Serie von fünfzehn Schnitten treten
wir in den vordersten Theil der Oculomotoriuskerngruppe. Dieser
zeigt uns vor allem eine rasche und ständige Abnahme in der
Ausdehnung der einzelnen Kerne. Zuerst verschwindet als solcher
der paarige kleinzellige Kern, dann der grosszellige unpaarige
Mediankern, zuletzt verschwinden die paarigen Seitenhauptkerne.
In jenen Schnitten, in welchen vom grosszelligen Mediankern
keine, oder nur noch vereinzelte Ganglienzellen zu sehen sind, tritt
wiederum in derselben Weise, wie zu Anfang des Erscheinens des
Kernes, jenes äusserst zarte Fasergeflecht auf, welches vorher genauer beschrieben wurde. Es scheint somit, dass der grosszellige
Mediankern, wie auch sonst andere, grössere Ganglien von einem
zarten Nervenfilz, markhaltiger und markloser Fasern umgeben
ist, wobei besonders letztere sich vielfach im Inneren des Ganglion
zwischen den Einzelzellen verfilzen; aus diesem Filzwerk treten
dann die Einzelfasern aus, was an manchen Schnitten unserer
Serien sehr schön zu sehen war.

Nachdem der grosszellige Mediankern völlig verschwunden
ist, gewahrt man in den letzten Schnitten dieser Serie eine neue
Kernmasse, zunächst nur durch wenige Zellen angedeutet, welche
in einem ziemlich dichten Nervengeflechte eingebettet liegen;
sie sind daher auch nicht gleich erkennbar, sondern müssen
erst aus der Nervenmasse herausgesucht werden. Diese neue
Zellmasse liegt zunächst durch einen kleinen Zwischenraum vom
dorso-lateralen Ende des Seitenhauptkerns getrennt in schräger
Richtung nach aussen oben. Je mehr wir nun weiter vordringen,
desto rascher nimmt der Hauptkern des Oculomotorius an Ausdehnung ab, während der neue dorso-lateralste Kern dieser
Gegend sichtbar an Mächtigkeit zunimmt. Der Oculomotoriushauptkern verschwindet ganz allmählich; mit dem 80. Schnitt
ist er bei vorliegendem Geschöpf als solcher nicht mehr vor-

handen, es zeigen sich in den nächsten drei Schnitten höchstens
noch ein paar vereinzelte Zellen. An der Medianspalte austretende Wurzeln sind schon vorher keine mehr zu sehen.
Der neu hinzugekommene obere, laterale Kern vergrössert
sich indessen zusehends. Seine Lage und seine Gestalt kenn-
zeichnet ihn zur Genüge als den von Darkschewitsch ausführlich beschriebenen, übrigens schon früher von v. Gudden
(1) und Edinger (18) hervorgehobenen, und später von Perlia
abgebildeten: vorderen lateralen Oculomotoriuskern
(Darkschewitsch).

Ich konnte in keinem meiner Schnitte bei keinem der zwölf
untersuchten Gehirne finden, dass dieser Kern irgendwie
anatomisch mit dem Oculomotorius zusammenhänge,
geschweige denn, dass er Fasern liefere, welche sicher — wie
Darkschewitsch und Perlia anzunehmen scheinen — in
den Oculomotorius eintreten. Ich stimme vollkommen mit
v. Kölliker überein, indem ich diesen „oberen Oculomotoriuskern" als mit dem Oculomotorius in gar keiner anatomischen
Verbindung stehend, mithin als der Oculomotoriuskerngruppe
nicht zugehörig erkläre. Hingegen konnte auch ich feststellen,
dass dieser Kern in innige Verbindung tritt zur hinteren Commissur. Es erscheint zweifelsohne, dass in diesem Kerne keine
Oculomotoriusfasern, sondern vielmehr „. . . . alle Elemente des
tiefen Abschnittes der hinteren Commissur entspringen . . . ."
v. Kölliker nennt ihn daher auch mit vollem Recht: „Tiefen
Kern der Commissura distalis". An vielen Schnitten zeigt
sich ferner, dass ausser der hinteren Commissur auch Fasern
aus dem hinteren Längsbündel mit diesem vermeintlichen „oberen
Oculomotoriuskern" in sehr ausgesprochene Verbindung treten.
Es scheinen zahlreiche Bündel dieses merkwürdigen Faserzuges
in demselben zu enden. Es wird sich weiter unten dies Verhältniss bestimmt feststellen lassen.

Bei dieser Gelegenheit möchte ich nicht unerwähnt lassen,

dass es mir weder an den eben beschriebenen, noch an den anderen
in derselben Weise zerlegten Geschöpfen gelungen ist in so auf-
fälliger Weise, wie ich es bei Perlia abgebildet finde (l. c. Fig.
3), Fasern aus dem hinteren Längsbündel in den Oculomotoriuskern
(Hauptkern) übertreten zu sehen. Es ist mir auch nicht recht erklärlich wie man dies an Querschnitten des Längsbündels, um
die es sich bei Frontalschnitten nur handeln kann, so deutlich
sehen soll.

Gerade um hauptsächlich das Verhalten des hinteren Längsbündels beziehentlich seine Beziehungen zum Oculomotorius
genauer als an Frontalschnitten, welche mir dazu ungeeignet
erschienen, einsehen zu können, habe ich auch Sagittalschnitte
angelegt und zwar so, dass ich die Vierhügelpaare mitsammt
der Brücke durch einen genau sagittal gerichteten Schnitt in
zwei Hälften theilte und dann jede Hälfte, von der Schnittebene
ausgehend, in Sagittal-Serienschnitte zerlegte.

Ich hatte anfangs gedacht solche Schnitte auch zur Controlle
für die an den Horizontalschnitten gewonnenen Befunde verwerthen
zu können. Es zeigte sich aber bald, dass gerade das hintere
Längsbündel dabei hinderlich ist; es gestattet nämlich nicht
immer einen freien Einblick in die der Länge nach durchschnittene
Kerngruppe, da über ein Drittel und zwar das untere, von den
schon bei unreifen Früchten recht derben Markfasern der Längsbündel bedeckt ist. So viel lässt sich aber bestimmt erkennen,
dass, solange die Schnitte durch die grösste Ausdehnung der
Seitenhauptkerne ziehen, an diesen auch in sagittaler Richtung,
gleichwie in frontaler keine bestimmten von einander zu trennenden Kerngruppen wahrnehmbar sind. So bestätigen diese Schnitte
unsere Annahme, dass die Seitenhauptkerne des Oculomotorius
aus einer anatomisch compacten Zellmasse bestehen und dass
die von Anderen hervorgehobenen, gleichwerthigen Nebenkerne
nur die Folge willkürlicher Abtrennung bestimmter Kernhaufen
sein können.

An jenen Schnitten, welche der Medianlinie am nächsten sind, ist die Menge der Fasern aus dem Längsbündel eine viel geringere, desgleichen der Ganglienzellenhaufen ein sehr niedriger und zellarmer; an manchen der mediansten Schnitten fehlt der Zellhaufendurchschnitt natürlich ganz mit Ausnahme des proximalsten Theiles des Oculomotoriusgebietes, wo gerade der grosszellige Mediankern (Centralkern Perlia's) getroffen ist.

Während ich an Frontalschnitten den von Perlia (l. c. Fig. 3) abgebildeten Uebergang von Längsbündelfasern zum Oculomotoriuskern niemals sehen konnte, so fand ich hingegen an manchen Sagittalschnitten die anatomische Verbindung zwischen Längsbündelfasern und Oculomotoriuszellen der Seitenhauptkerne, wie sie auch schon von Anderen nachgewiesen wurde, recht gut ausgebildet.

An günstigen Schnitten (Taf. IV Fig. 5) sieht man sehr wohl eine Anzahl Fasern des hinteren Längsbündels zwischen den Oculomotoriuskernen enden und zwar jedenfalls in den Seitenkernen, so dass man wohl berechtigt ist, anzunehmen, dass dieselben mit diesen Kernen in anatomische Beziehung treten. Eine ziemlich beschränkte Anzahl von Fasern thut dies, gewiss nicht alle. — Ich habe zur Untersuchung dieser Verhältnisse eine nahezu ausgetragene Frucht gewählt, weil die Annahme berechtigt war, dass beim Fötus die Markumhüllung der Längsfaserbündel in proximaler Richtung nicht ihr Ende erreicht haben dürfte. In der That ist dem so, während Perlia in seiner Abbildung (Fig. 6 [Fötus]) alle Markfasern in der Oculomotoriuskerngruppe enden lässt, bieten sich uns in den vorliegenden Schnitten einer nahezu ausgetragenen Frucht andere Bilder dar, die nur zum Theile jener Figur entsprechen.

Wir sehen zunächst (Taf. IV, Fig. 5) unter dem Vierhügeldach und dem Aquaeductus Sylvi die Oculomotoriuskernmasse liegen, sich dicht an den kleinen Trochleariskern anschliessend. Die Kernmasse hat die Form eines liegenden Eies

ihr unteres Drittel liegt zum Theil auf einem schwach concaven
Zuge schwarzer, ziemlich stark mit Mark umhüllter Nervenbündel,
zum Theil überdecken kleinere Bündelchen angrenzende Partien
der Kernmasse. Beobachtet man diese Stelle genauer, am besten
mit stärkerer Vergrösserung, so sieht man ganz deutlich, wie
einzelne Bündelchen in kurzem Bogen gegen die höher gelegenen
Theile der Kernmasse abbiegen und hier sich in Einzelfäserchen,
die als Markfasern nicht mehr weiter verfolgbar sind, auflösen.
Dies sind jene Fasern des hinteren Längsbündels, von welchen
man sagen kann, dass sie im Oculomotoriuscentrum enden.
Unter dieser Stelle sieht man einige kräftige, grössere und kleinere
Faserbündel aus der Oculomotoriuskernmasse austreten und in
dorsoventraler Richtung hinunter ziehen: Oculomotoriusfasern,
welche ihrer Austrittsstelle zueilen.

Während nun ein Theil der Fasern aus dem hinteren Längsbündel im Oculomotoriuskern endet, so sieht man fast ebenso-
viele, in geschlossenem Bündel und in schwach nach unten concavem Bogen nach vorne und unten ziehen. Die Concavität
des Bogens liegt parallel zur Begrenzungslinie des darunter liegenden fast kreisrunden rothen Kerns. Auf dem Wege nach vorne
und unten wird das geschlossene Längsbündel zusehends schmäler
und auffallend blässer.

Bei stärkerer Vergrösserung kann man ganz genau sehen,
wie die Einzelfasern dieses Bündels, je weiter sie sich vom Oculomotoriuskern entfernen, desto dünner und zarter werden; die Markhülle nimmt zusehends an Mächtigkeit ab, bis sich etwa kurz vor
der Höhe der unteren Begrenzungslinie des rothen Kerns alle
Fasern als nackte Achsencylinder im Grundgewebe verlieren, oder
besser gesagt, in Folge des Verlustes ihrer Markumhüllung sich
den Blicken des Untersuchers entziehen. Es lässt sich somit
keineswegs sagen, ob die Fasern hier aufhören. Hingegen ist
es sehr wahrscheinlich, dass die Markbekleidung der Fasern in
diesem Entwickelungsstadium (nahezu ausgetragene Frucht) nur

bis hierher gediehen ist. Jedenfalls beweist dieser Befund, dass
nur ein Theil und zwar ein kleiner Theil der hinteren Längsbündel
im Oculomotorius endet, während die übrigen Bündeln, nach vorne
nnten, weiter ziehen. Wo sie enden, müssen weitere Untersuchungen feststellen. Ich werde darauf später noch zurückkommen.

Durchmustert man all' diese Schnitte genauer, so muss
Einem auffallen, dass obwohl nur eine beschränkte Zahl von
Fasern des Längsbündels sicher im Oculomotoriushauptkern
endet, dennoch das Bündel, welches über diesen Kern hinaus
markhaltig verfolgbar ist, viel schmächtiger ist, als es durch die
bisher erlittene Einbusse an Fasern sein sollte. Schon daraus
lässt sich mit ziemlicher Sicherheit die Vermuthung aussprechen,
dass das Längsbündel nach Abgabe einer Anzahl von Fasern
an den Oculomotoriushauptkern noch eine weitere Einbusse an
Fasern erleiden muss.

Wenn man in der Serie dieser Sagittalschnitte jene Präparate genauer untersucht, in welchen der Kernhügel über
dem Längsbündel schon ansehnlich zusammengeschmolzen ist,
oder gar bis auf einzelne zerstreute Ganglienzellen ganz ge-
schwunden ist, dann tritt in den Bereich des Gesichtsfeldes und
zwar etwas nach vorne und oben von der Stelle, wo die Durchschnitte der Oculomotoriuszellmasse gelegen waren, eine neue
in den einzelnen Schnitten verschieden grosse Zellanhäufung
auf, welche uns ganz besonders interessirt, weil sie zum grösseren
Theil im Zuge des Längsbündels eingebettet liegt ; sie ist auch
aus diesem Grunde in den meisten Schnitten bei schwacher
Vergrösserung nur schwer erkennbar. Untersucht man diese
Stelle mit stärkeren Objectiven, dann sieht man gar bald, dass
es sich hier um ähnliche Verhältnisse handelt, wie wir sie eben
an den Oculomotoriuskernen kennen gelernt haben.

Eine bestimmte, mir will fast scheinen grössere Anzahl von
Fasern des hinteren Längsbündels, als im Oculomotoriuscentrum
hört hier auf markhaltig zu sein. Die Bündelchen lösen sich

in Einzelfasern auf, welche sich zwischen den Zellen als marklose Fäserchen verlieren. Es handelt sich demnach zweifelsohne
um die Endigung einer Anzahl von Fasern aus dem hinteren
Längsbündel in dieser Ganglienzellengruppe, welche nach ihrer
Lage bestimmt als sogenannter „oberer Oculomotoriuskern von
D arkschewitsch" oder „lateraler, vorderer Oculomotoriuskern
von Perlia" erkannt werden muss.

Wir sind diesem Kernhaufen schon früher bei Besprechung
der letzten Frontalschnitte der unreifen Frucht begegnet. Er
fand sich nach oben und aussen vom oberen Ende des vordersten Antheiles des Hauptkernes. Es wurde dabei hervorgehoben,
dass er mit dem Oculomotorius in gar keinem anatomischen
Zusammenhang steht, hingegen mit dem tiefen Abschnitte der
hinteren Commissur in innige anatomische Verbindung tritt,
und dass zahlreiche Bündel des hinteren Längsbündels in demselben zu enden scheinen.

Wenn wir nun Sagittalschnitte anlegen, so stossen wir auch
nur dann auf diese Zellmasse, von der wir sagen konnten, dass
eine Menge Längsbündel in ihr enden, wenn wir in der Serie
schon ziemlich weit ab von der Medianlinie angelangt sind, so
zwar, dass von den eigentlichen Oculomotoriuskernen gar nichts
mehr oder nur wenige laterale und vordere Zellen angetroffen
werden. Wir haben demnach in unseren lateralen Sagittalschnitten nichts anderes vor uns als den schon früher, auf den
vordersten Frontalschnitten aufgedeckten sog. oberen Oculomotoriuskern (D arkschewitsch). An allen Sagittalschnitten
welche diesen Kern enthalten, sieht man auch sehr gut, vielleicht noch viel besser als an den Frontalschnitten, dass derselbe, wie schon ausdrücklich erwähnt wurde, in keiner Weise
in anatomischer Verbindung mit den Oculomotoriuskernen steht.
Die gegentheilige Ansicht D arkschewitsch's und Perlia's
beruht gewiss auf einem Irrthum.

Nehmen wir nun noch andere Präparate aus dieser Sagittalschnittserie zur Hand, und zwar gleichfalls weiter weg von der Medianlinie gelegene, das heisst laterale, so finden wir auch die hauptsächlich von Kölliker (p. 303), Obersteiner hervorgehobene Thatsache, dass der Kern Darkschewitsch's, wie dieser selbst und Perlia auch hervorheben, in Verbindung mit der hinteren Commissur tritt, auf das Allerklarste ausgeprägt, so dass ich v. Kölliker nur beistimme, wenn er, wie schon einmal erwähnt, alle Elemente des tiefen Abschnittes der hinteren Commissur darin entspringen lässt.

An den betreffenden Sagittalschnitten (Taf. II, Fig. 6) sieht man gleich wie an den früheren das Längsbündel in horizontaler Richtung verlaufen, aber nicht mehr an der Oculomotoriusgruppe vorbei, denn diese ist in den lateralen Sagittalschnitten nicht mehr vorhanden. Dafür zieht das Längsbündel in den „tiefen Kern der Commissura distalis" (Kölliker) ein und tritt aus demselben, nachdem er eine Anzahl Fasern daselbst hat enden lassen, sichtlich verjüngt heraus und zieht in schwach convexem Bogen, wie an allen früheren Schnitten, nach vorne und unten. Auf diesem Zuge verlieren die Fasern allmählich ihr Mark und entziehen sich so, wie wir schon früher gesehen, unseren Blicken.

Etwas schräg nach vorne über diesem Kerne, unter dem Vierhügeldache, bemerkt man einen Zug quer und schräg geschnittener markhaltiger. Nervenfasern; derselbe findet sich in verschiedener Form und Ausdehnung in allen Sagittalschnitten vor. Dieser verschieden gestaltete Zug besteht aus Quer- und Schrägschnitten der ventralen Fasern der hinteren Commissur. Bei dem in Rede stehenden Schnitt sind gerade eine Anzahl absteigender Fasern auch der Länge nach getroffen. Eben diese Fasern sieht man in geradem Verlaufe von den Quer- und Längsschnitten der Commissur zu Kölliker's tiefen Kern ziehen und daselbst in Einzelfasern sich auflösen. Es treffen hier Commissurenfasern mit solchen des hinteren Längsbündels zusammen und enden daselbst ; desgleichen sieht man die hier nicht endenden

Fasern der letzteren in der beschriebenen Weise weiterziehen. Neben diesen gerade vom Kern zur Commissur verlaufenden Fasern sieht man vom Kerne ganz kurze Fasertheile parallel zu den langen, eben beschriebenen, nach oben austreten. Sie enden sehr bald mehr oder weniger hoch abgeschnitten. Auch dies sind Fasern der hinteren Commissur, welche aber nicht in in ihrem ganzen Verlaufe in der Ebene des Schnittes liegen, mithin nur zum Theil getroffen sind. Selbstverständlich sieht man nur in wenigen Schnitten ununterbrochen Fasern von der hinteren Commissur zum tiefen Kern Kölliker's verlaufen. Ein Umstand, der im bogenförmigen Verlauf aller Commissurenfasern seine ungezwungene Erklärung findet. Aber gerade weil an Sagittalschnitten nur immer wenige Commissurenfasern in ihrem ganzen Verlaufe getroffen werden, eignen sich gerade diese Schnitte gut zur Darstellung dieses anatomischen Verhältnisses.

In diesem und allen ähnlichen Sagittalschnitten sieht man begreiflicher Weise auch mehr oder weniger ununterbrochen Theile der austretenden Oculomotoriuswurzeln, dieselben sind auch dann noch sichtbar, wenn von den Kernen selbst die letzten Spuren am Verschwinden sind; es erklärt sich dies aus ihrem noch näher zu kennzeichnenden vielfach bogenförmigen extranucleären Verlauf. Sie streichen meist entlang der hinteren und unteren Begrenzung des rothen Kerns herab. Im vorderen, oberen Antheil des rothen Kerns selbst gewahrt man in vielen dieser Schnitte kurze Stücke eines einfachen oder gedoppelten Faserzuges, welcher vermuthlich dem retroflexen Bündel Meynert's angehören dürfte.

Nach alledem können wir die eben besprochenen Befunde dahin zusammenfassen, dass das hintere Längsbündel, nachdem es Fasern an den Trochlearis abgegeben, in den Oculomotoriuskern eintritt und wie an Sagittalschnitten zu sehen ist, eine beschränkte Zahl von Fasern hier enden lässt; darauf in den

fälschlich sogenannten oberen Oculomotoriuskern eintritt, wieder
eine Anzahl Fasern abgiebt und dann sichtlich verschmälert, in
bogenförmigem Zuge, nach vorne unten dem rothen Kern entlang herabsteigt. Wegen der immer mehr abnehmenden Markhülle kann dies Bündel am vorliegenden Material nicht sicher
weiter verfolgt werden. Wir sind jedenfalls auch hier noch
nicht an seinem wirklichen Ende angelangt.

Diese Sagittalschnitte lehren auch, dass der oft genannte
obere Oculomotoriuskern von Darkschewitsch mit der Oculomotoriuskerngruppe gar nichts zu thun hat, mithin nicht dazu gehört; hingegen führt er eine ganze Anzahl von Fasern
aus dem hinteren Längsbündel und in hervorragender Weise
alle Elemente des tiefen Abschnittes der distalen Commissur.
Er sollte nurmehr nach v. Kölliker „tiefer Kern der
distalen Commissur" genannt werden. —

Es wurde schon zu Beginn der Beschreibung der Serienschnitte hervorgehoben, dass in der angegebenen Weise angelegte
Frontalschnitte, nach Weigert gefärbt, geeignet sind, auch den
weiteren Verlauf der Wurzelfasern des Oculomotorius klarzulegen, das heisst jener Wurzelfasern, welche nach Austritt aus
der Kernmasse in verschiedener Weise der Ursprungsstelle des
gemeinsamen Oculomotoriusstammes zustreben. Ganz besonders
klar wird der Verlauf, wenn man auch noch die Serie der
Sagittalschnitte zu Hülfe nimmt. Wir haben gesehen, dass die
Fasern, welche im distalen Theile des Oculomotoriushauptkernes
entspringen, ausschliesslich an der dorsolateralen Seite zu Bündel
vereint austreten. An der ventralen Seite des Längsbündels sieht
man in den ersten zwanzig Schnitten gar keine Fasern austreten;
erst später, gegen Ende der nächsten fünfzehn bis zwanzig Schnitte,
fangen auch die etwas medialer gelegenen Räume zwischen den
Längsbündeldurchschnitten an lebendig zu werden. Alle diese
dorsolateral austretenden Fasern sind gekreuzt.

Untersucht· man nun an den Serienschnitten den weiteren
Verlauf dieser Fasern, so gelingt es sehr wohl, dieselben an
allen Schnitten eine Strecke weit in der Richtung ihres Austrittes zu verfolgen. Die meisten halten auf dieser kurzen
Strecke meist einen fast geradlinigen Lauf ein (Taf. I, Fig. 2).
Plötzlich enden sie aber an allen Präparaten wie abgeschnitten;
doch nicht alle auf derselben Höhe. Die dorsalsten zuletzt, die
ventralsten zuerst. Gerade an den dorsalen, welche demnach
ein Stück weit ziemlich geradlinig nach aussen unten verlaufen,
sieht man an einzelnen Schnitten, dass sie kurz vor der Stelle,
wo sie wie abgeschnitten aufhören, in einem nahezu rechten
oder stumpfen Winkel fast direkt nach unten abbiegen. Man
sieht aber immer nur gerade den Winkel; der absteigende Arm
des winklig gebogenen Bündels endet auch schon, sozusagen im
selben Moment, abgeschnitten. Auf demselben Präparat und den
darauffolgenden proximaleren Schnitten ist von diesen Bündeln,
sowohl den gerade aufhörenden, als auch von den erst winklig
abgebogenen und dann erst abgeschnittenen, keine Fortsetzung
zu sehen. Es fehlt somit auf allen diesen Schnitten jede An-
deutung von im Medianspalt, vor der Brücke zu Tage tretenden
geformten Oculomotoriusbündeln. Erst in den späteren, in
welchen neben den gekreuzten Fasern schon eine grosse Menge
von ungekreuzten auftreten, ändert sich das Bild des weiteren
„extranucleären" Faserverlaufes.

Alle diese Schnitte sind sofort daran erkennbar, dass im
dorsalsten Theile des Hauptkerns nur entspringende Einzelfäserchen, aber nirgends an der Seite austretende Faserbündel
sichtbar sind. Alle Faserbündelchen treten an den ventraler gelegenen Theilen des Kernes aus. Von diesen Bündeln sind die
dorsaler gelegenen immer noch gekreuzt; sie ziehen auch noch
in ziemlich geradem, manchmal leicht bogenförmigen, sogar
etwas geschlängeltem Verlaufe nach abwärts, gelangen aber auch
noch nicht bis an die Austrittsstelle des Oculomotorius, sondern

enden wiederum abgeschnitten, doch nicht so hoch oben wie
die vorher beschriebenen.

Doch wo diese Faserbündel abgeschnitten enden, treten jetzt
zum ersten Male einzelne, bei schwacher Vergrösserung insel-
förmig aussehende Faserbündelchen auf. Sie sind sofort kenntlich, weil wir bis jetzt auf allen Schnitten immer nur mehr oder
weniger vollständigen, streifenförmigen Faserbündeln — Längsschnitten — begegnet sind; hier treten zum ersten Male Schräg-
und Querschnitte von Faserbündeln auf; denn als solche erkennt
man bei stärkerer Vergrösserung die am Ende der Längsschnitte
befindlichen inselförmigen Faserbündelchen.

An diesem Fasercomplex, nach unten von ihm, sieht man
diejenigen Bündel vorbeiziehen, welche in den medial gelegenen
Zwischenräumen der Längsbündelquerschnitte den Hauptkern
verlassen. Dies sind die ersten starken, ungekreuzten Bündel
dieser Gegend, welche wie alle sicher ungekreuzten Oculomotoriusfasern medial entspringen und am nächsten dem
Medialspalte verlaufend, den Hauptstamm des Oculomotorius erreichen.

Es ist wohl ohne weiteres klar, dass jene Schräg- und Querschnitte, welche in diesen Schnitten angetroffen wurden und nicht
weiter nach unten verfolgbar sind, von Bündeln herrühren
müssen, welche in einer Richtung verlaufen, die zu derjenigen
aller bisher angetroffenen Faserbündel nahezu senkrecht oder
zum mindestens in einem nicht allzu spitzen Winkel liegt. Das
können nur Fasertheile von Bündeln sein, welche in einer
Richtung von hinten und etwas oben, nach vorne und etwas
unten verlaufen. Da es sich, wie man bei stärkerer Vergrösserung sieht, nirgends um ganz reine Querschnitte handelt, so ist
eine genau von hinten nach vorn verlaufende Richtung nicht
anzunehmen, sondern nur eine etwas schräge.

Wenn wir uns nun daran erinnern, dass die Faserbündel,
welche in den distalsten Schnitten aus dem dorsalen Antheil des

Kernes austreten, nur eine kurze Strecke mehr oder weniger gerade verlaufen, dann abgeschnitten enden, oder nach unten, oder unten aussen abbiegen, und dass dann etwa nach den nächsten fünfzehn Schnitten mehr nach unten aussen Schräg- und Querschnitte von gleichdicken Bündeln auftreten: dann müssen wir wohl annehmen, dass die dorsal austretenden, ge- kreuzten Faserbündel auf der Höhe die etwa der Mitte des Hauptkerns entspricht, aus der Schnittebene verschwinden, weil sie eine kurze Strecke nach hinten, dann wohl zur Schnittebene parallel und endlich wieder nach vorn verlaufen. Dies ist die Stelle, wo zum ersten Male Schräg- und Querschnitte der Faser- bündel auftreten und zwar finden sich dieselben, wie an den meisten Schnitten deutlich erkennbar ist, an der unteren äusseren Begrenzung des rothen Kerns. Bei allmählichem Vordringen in den proximalen Theil des Oculomotoriuskerns wird die Topo- graphie des Faserverlaufes ganz klar.

Mit jedem Schnitte gehen die quergetroffenen Bündel (Taf. III, Fig. 4) mehr und mehr in erst schräg dann der Länge nach durchschnittene Bündel über, dieselben verlängern sich auch immer mehr und streben der Ausstrittsstelle des Oculomotorius zu, indem sie einen nach der Medianlinie zugekehrten schwach convexen Bogen beschreiben und sich, noch bevor sie die Ge- hirnmasse verlassen, an die medianverlaufenden Bündeln, als lateralstverlaufende Oculomotoriusfasern anlehnen, und mit ihnen zum gemeinschaftlichen Stamm vereint austreten. Alle übrigen Fasern, welche auf diesem Schnitte und auf allen anderen aus derselben proximalen Gegend sichtbar sind, treten nur aus den ganz medial gelegenen Zwischenräumen der Längsbündelquer- schnitte aus und ziehen längs der medialen Begrenzung des rothen Kerns in dreimal convexem Bogen, mithin in einer Verlaufsrichtung, welche einem stark ausgezogenen S nicht unähnlich, zur Ausstrittsstelle des Oculomotoriusstammes. Diese medial verlaufenden Bündel liegen demnach so ziemlich in einer Ebene und enthalten ausschliesslich ungekreuzte Fasern.

Wie wohl es aus der successiven Durchsicht der frontalen Serienschnitte keinem Zweifel unterliegen kann, dass die gekreuzten Fasern den eben beschriebenen gewundenen Verlauf einhalten, wobei sie erst in der frontalen Ebene nach aussen unten, dann in der sagittalen nach hinten unten und vorne verlaufen, um allmählich wieder in der Frontalebene bis zur Austrittsstelle an der Brücke, vereint mit den medialen ungekreuzten Fasern, vorzudringen: so gewinnt man doch erst die volle Ueberzeugung davon, wenn man in derselben Weise die Schnitte der sagittalen Serie durchmustert.

Da sieht man denn ganz deutlich in den vom Medianspalt entfernteren Schnitten Faserbündel verlaufen, welche man nicht ganz bis zu ihrem Ursprunge in der Kernmasse und auch nicht bis zu ihrer Ausstrittsstelle an der Brücke verfolgen kann, weil sie vorher oben und unten abgeschnitten enden. Es sind dies kürzere und längere Längsfaserdurchschnitte, welche in einem nach hinten schwach convexen Bogen an der hinteren Begrenzung des rothen Kerns verlaufen. Wir haben mithin an diesen lateralen Sagittalschnitten gerade jenen nach hinten convexen Bogen im Verlaufe der gekreuzten Fasern aufgedeckt, welcher an den frontalen Schnitten stets fehlte; er musste fehlen, weil er in der Sagittalebene nach abwärts zieht. Dieser Verlauf der ungekreuzten Fasern hat etwas Aehnlichkeit mit einem stark ausgezogenen unvollständigen Schraubengang.

Es lässt sich wohl nicht leugnen, dass dieser „extranucleäre" Verlauf der Oculomotoriusfasern von besonderer Wichtigkeit ist, einmal, weil er mir in allen untersuchten Fällen constant begegnete und dann, weil er vielleicht geeignet sein könnte, bei etwaigen pathologisch-anatomischen Untersuchungen mit Vortheil verwerthet zu werden. Jedenfalls möchte ich mit besonderem

Nachdrucke darauf hingewiesen haben, umsomehr es in dieser
Weise bisher von Anderen, soweit mir bekannt, nicht ge-
schehen ist.

Der Umstand, dass die beiden Faserarten des Oculomotoriuskerns, die gekreuzten und nicht gekreuzten, sich nicht allein
durch die Art ihres Ursprungs, sondern auch durch den jeder
Faserart eigenthümlichen Verlauf auf der ganzen Strecke, von
der Stelle des jeweiligen Ursprungs bis zu ihrem Austritte an
der Gehirnbrücke mit Leichtigkeit und Bestimmtheit auseinander-
halten lassen, ist gewiss von Bedeutung. Wenn auch durch
diese anatomische Thatsache unsere Kenntniss über die Art der
Innervation der einzelnen vom Oculomotorius versorgten Muskeln
in keiner Weise direkt gefördert wird und darüber nach wie
vor ein dichter, undurchdringlicher Schleier der Ungewissheit
gezogen bleibt, — so scheint es mir andererseits doch sehr wahrscheinlich, dass man in Zukunft an der Hand der gefundenen
anatomischen Thatsachen bei genauer Untersuchung pathologischer Fälle viel eher zu einem befriedigenden Resultate wird
kommen können.

Es unterliegt wohl keinem Zweifel, dass die gekreuzten
Fasern sowohl wie die ungekreuzten immer nur die Innervation
bestimmter Muskeln besorgen. Der als constant erwiesene Befund ihres Ursprunges und ihres ganzen extranucleären Verlaufes berechtigt uns wohl zu dieser Annahme. So wird man
denn schon an der Lage der atrophischen Bündel im extranucleären Theile des Nerven einen Fingerzeig dafür haben,
welche Hälfte der Kerngruppe mit besonderer Sorgfalt nach
Veränderungen durchforscht werden muss. Endlich wird man
bedenken müssen, dass auch extranucleäre Veränderungen sehr
leicht nur einzelne vom Oculomotorius versorgte Muskeln ausser
Funktion setzen können. Es wäre wohl denkbar, dass aus
irgend einem Grunde nur einer der beiden scharf getrennten
verschieden werthigen Faserzüge erkrankte, ohne dass nach-

weisbare secundäre Veränderungen im Centrum vorhanden wären;
die sorgfältige Untersuchung der extranucleären Faserzüge, besonders in der Nähe ihrer Austrittsstelle, würde dann leichter
zu einem befriedigenden positiven Resultate führen können. --
Von den Fasern, welche den Nebenkernen, nämlich den
paarigen, kleinzelligen Mediankernen (Edinger-Westphal) und
dem unpaarigen, grosszelligen Mediankern (Centralkern Perlia's)
entstammen, ist eigentlich in Bezug auf ihren extranucleären
Verlauf nicht viel mehr zu sagen. Es wurde schon früher bei
der Beschreibung dieser Fasern erwähnt, dass dieselben mit Bestimmtheit aus ihren Kernen heraus verfolgt werden können,
und dass man an vielen Schnitten sehen kann, wie sie sich den
zwischen den medialen Längsbündelquerschnitten durchtretenden
Oculomotoriusfasern, mithin ausschliesslich den ungekreuzten,
anschliessen. Es konnte niemals festgestellt werden, dass Fasern
aus den genannten Nebenkernen für sich in isolirten Bündeln
die Kerngruppe verlassen. Wohl aber besteht der constante
Befund, dass sowohl die Fasern aus dem kleinzelligen wie
auch jene aus dem unpaarigen grosszelligen Mediankern entschieden zarter sind als alle anderen Oculomotoriusfasern. Wenigstens gilt dies für alle von mir untersuchten unreifen und reifen Früchte.

Ob diese Fasern bei älteren Individuen, oder bei Erwachsenen dicker sind, dass es sich also in unseren Fällen nur um
noch nicht fertiggebildete Markscheiden gehandelt habe, liess
sich durch den Vergleich mit denselben Schnitten eines erwachsenen Gehirns nicht sicher feststellen, weil diese Fasern bei Erwachsenen nicht mit Bestimmtheit von ihren Kernen aus weiter
verfolgt werden können — wenigstens ist es mir nicht gelungen.
— Ich glaube aber wohl annehmen zu dürfen, dass besagte
Fasern dauernd zarter bleiben und dass es sich bei meinen Befunden nicht um etwa unfertige Markscheiden gehandelt habe.
Für diese Annahme spricht wohl der Umstand, dass ich diese

Fasern in unreifen und reifen Früchten stets gleich stark entwickelt angetroffen habe. Nur bei dem jüngsten Geschöpfe,
welches nach der Weigert'schen Färbungsmethode untersucht
wurde (26—28 Wochen), zeigte sich an den Fasern aus den
Nebenkernen eine unverkennbare Unvollständigkeit in der Entwickelung der Markscheide; so zwar, dass es gar nicht möglich
war, bei diesem Individuum die Markfasern aus den Kernen
heraus weiter zu verfolgen. Die übrigen gekreuzten und ungekreuzten Fasern aus den paarigen Seitenhauptkernen wurden
hingegen schon in ihrer vollen, etwas zarten Markbekleidung
angetroffen. — Wenn auch ein einmaliger Befund im Allgemeinen
nicht dazu berechtigen sollte, etwas als sicher constant anzuführen, so bin ich doch geneigt anzunehmen, dass die Fasern
aus den Edinger-Westphal'schen kleinzelligen Mediankernen
und aus dem unpaarigen grosszelligen Mediankern zu einer Zeit
26—28 Wochen), wo alle anderen Fasern aus den Hauptkernen
schon in ihrer vollständigen Markumhüllung prangen, dieselbe
noch nicht vollständig besitzen. Ich schliesse dies nicht daraus,
dass diese Fäserchen in dem einen Fötus im ganzen viel
zarter, dünner und schwerer kenntlich als in älteren Individuen
angetroffen wurden, denn das könnte ja allenfalls die Folge einer
etwas zu schwachen Färbung sein; sondern weil ich an diesen
Präparaten alle Merkmale unvollständiger Markumhüllung wieder-
gefunden, wie ich sie seiner Zeit in meiner Arbeit über
das Chiasma (6.) erschöpfend beschrieben habe. Es sind dies
feine Einzelheiten, die man nur bei starker Vergrösserung
(Zeiss F.) gut wahrnehmen kann. Man sieht aber dann ganz genau, wie die zarten Fäserchen nur stellenweise mit Mark umgeben sind. Man erkennt zarte Anschwellungen, welche schwärz-
lich gefärbt sind und sich nach beiden Richtungen der Faser
rasch verjüngen, während die dazwischen liegenden Faserstücke,
heller glänzend, gelblich gefärbt, scharf conturirt, als nackte
Achsencylinder erkennbar sind.

Ueber den ersten Beginn der Markumhüllung der anderen aus den Hauptkernen stammenden Fasern lässt sich aus meinen Präparaten nicht viel mehr entnehmen. Es standen mir für die Weigert'sche Färbung jüngere als 26—28 Wochen alte Geschöpfe leider nicht zur Verfügung, sodass ich über die ersten Anfänge der Markbekleidung nichts aussagen kann. Bei diesem jüngsten Embryo war die Markhülle im Bereiche der Hauptkerne und nach ihrem Austritte aus denselben wohl eine sehr zarte aber immerhin vollständige. Im weiteren Verlaufe des extranucleären Zuges zeigte sich aber besonders bei diesen jungen Geschöpfen gegen die Peripherie zu eine Abnahme in der Dicke der Markhülle; ja ich fand sogar nahe dem Austritte des gemeinschaftlichen Oculomotoriusstammes noch ganz unvollständig mit Mark bekleidete Fäserchen. Dieser Befund, der bei älteren Geschöpfen und Neugeborenen nicht angetroffen wurde, weist darauf hin, dass auch für den Oculomotorius das Gesetz, welches ich seiner Zeit für den intra- und extracerebralen Theil des Sehnerven feststellen konnte, Giltigkeit hat: Die Markbekleidung der nackten Achsencylinder dieser beiden Nerven nimmt beim Fötus allmählich vom Centrum gegen die Peripherie zu.

Wenn wir endlich noch die eben besprochenen Verhältnisse bezüglich der Markumhüllung der Oculomotoriusfasern mit jenen Befunden vergleichen, welche seiner Zeit für den Sehnerven und seine verschiedenen Wurzeln festgestellt werden konnten (siehe [7] Seite: 38, 72, 82), so finden wir die auffallende Erscheinung, dass die Fasern aus den Hauptkernen des Oculomotorius früher und vollständiger mit Mark umhüllt sind, als alle Fasern der einzelnen Sehnervenwurzeln.

Der Umstand, dass diese den Sehnerven betreffenden Verhältnisse an einer weit grösseren Menge von Geschöpfen untersucht werden konnte, scheint mir zur Beurtheilung dieses zeitlichen Unterschiedes belanglos zu sein. Es ist gewiss nicht anzunehmen, dass in den untersuchten Gehirnen, an welchen dies festgestellt werden konnte, ausnahmsweise eine frühzeitigere Markumhüllung der Oculomotoriusfasern vor sich gegangen sei. Wenn überhaupt derartige Unregelmässigkeiten vorkommen, so ist eine Verzögerung dieses Vorganges wahrscheinlicher als das Gegentheil.

Man kann demnach wohl mit Sicherheit den Satz aufstellen, dass die Markumhüllung der Oculomotoriusfasern in der Regel früher vor sich geht, als jene der Sehnervenwurzeln.

Kurze Zusammenfassung der eigenen anatomischen Befunde.

Wenn wir nun die ausführliche Beschreibung der Frontal-
und Sagittalschnitte der Vierhügelgegend des 32—34 Wochen
alten Geschöpfes, welche in bestimmter Weise angelegt wurden,
im Anschluss an die übrigen untersuchten jüngeren und
älteren Individuen, durchsehen, so lassen sich die gewonnenen
anatomischen Befunde wie folgt kurz zusammenfassen. Es sollen
dabei, zum besseren Verständniss zunächst die einzelnen Kernhaufen selbst und dann die ihnen entstammenden Faserzüge
angeführt werden.

Das Oculomotoriuscentrum besteht zunächst aus einem
paarigen, beim Erwachsenen höchstens sechs Millimeter langen
Kern, welcher rechts und links von der Medianlinie, im Bereiche
des vorderen Vierhügelpaares in der starken ventralen Ausbuchtung des hinteren Längsbündels liegt.

Dieser laterale Hauptkern ist eine fast direkte, aber
doch wohl abgegrenzte Fortsetzung des distalwärts gelegenen
Trochleariskerns. Er nimmt von da nach vorne bis etwa
zur Mitte seiner sagittalen Achse in verticaler und horizontaler
Ausdehnung zu, indem er stets, mehr oder weniger, eine dreieckige Form mit der Spitze nach unten beibehält.

Der Zwischenraum, welcher von beiden Seitenkernen
begrenzt wird, hat auch die Form eines Dreiecks, weil die Kernmassen in ihrer ganzen Länge mit ihrem ventralen Ende näher

aneinander herantreten als mit dem dorsalen Kopfende. Der
dreieckige Zwischenraum ist im Bereiche des distalen Anfanges
der Kerne am grössten, nimmt bis zur Mitte der Kerne etwas
ab, um dann wieder bis zu ihrem proximalen Ende zuzunehmen.
Die Masse der lateralen Hauptkerne ist demnach in
einem nach aussen schwach concaven Bogen, mit convergirendem Fuss- und divergirendem Kopfende
längs der Medianlinie angordnet.

An Frontal- und Sagittalschnitten erweist sich diese laterale
Hauptkernmasse als eine vollkommen compacte. Es
ergiebt sich da keine anatomisch begründete Sonderung in wohl-
begrenzte Nebenkerne. Die Untersuchung lückenloser Frontal-
serien beweist, dass es sich nirgends um eine durchgreifende
Gliederung der Kernmasse handelt. Die auf einzelnen Schnitten
erkennbare Abtrennung eines dorsalen Kernhaufens, ja manchmal sogar dreier derartiger Abtheilungen ist bestimmt nichts
anderes, als eine auf ein oder zwei Schnitte beschränkte vermeintliche Abgrenzung, welche durch quer durch den Kernhaufen ziehende zarte Nervenbündelchen hervorgerufen ist.
Handelte es sich wirklich um Nebenkerne, so müsste sich
eine auf grössere Strecken verfolgbare derartige Abtrennung
vorfinden. Dies ist bestimmt nicht der Fall. — Die paarigen
lateralen Hauptkerne sind ungetheilte, compacte
Einzelkerne.

Nur in Hinsicht auf die verschiedene Gattung von Fasern,
welche aus diesen Kernen aus gut zu trennenden Bezirken stammen,
würde sich eine empirische Theilung in einen distalen
(gekreuzte Fasern) und einen etwas grösseren proximalen (ungekreuzte Fasern) Abschnitt empfehlen.

An Präparaten, welche nach Golgi gefärbt wurden, erwiesen
sich die Zellen als multipolare, mittelgrosse, etwa 40 μ
messende Ganglienzellen, welche von dichten, äusserst

keinen, schwer entwirrbaren Nervenverästelungen, nach Art eines
zierlichen Geflechtes umgeben sind. In diesem Geflechte sind
jedenfalls Endigungen von Pyramidenfasern (v. Kölliker) und
zuleitende, sensible Elemente enthalten.

Besonders im distalen, viel weniger im proximalen Theile
des Hauptkerns finden sich zwischen den Querschnitten des
Längsbündels, welche die Kerne auf ihrer ganzen Länge be-
grenzen, und auch jenseits der Querschnitte, ventralwärts davon,
eine bemerkenswerthe Anzahl von einzelnen und zu Gruppen
vereinigten Ganglienzellen, welche in jeder Beziehung mit den
Zellen der Hauptgruppe identisch sind; sie gehören sicher den
Hauptkernen an, sie stehen durch Faserzüge mit jenen in Verbindung. Sie wurden im Verlaufe dieser Abhandlung „Lateralzellen" genannt. (Taf. I Fig. 1).

Gleichwie sich an der lateralen Seite der beiden Hauptkerne
Zellgruppen, die „Lateralzellen", als Ausläufer der Hauptkerngruppe vorfinden, so sieht man auch im Raume zwischen diesen
besonders nach dem ersten distalen Viertel, sowohl einzelne,
als auch zu kleineren Gruppen vereinte Zellen liegen, welche
stellenweise gleichsam eine verbindende, freilich sehr schüttere
Zellbrücke, zwischen den beiden Hauptkernen bilden. Diese
Zellen sind als unregelmässig nicht ganz constante Ausläufer der
Hauptkerne anzusehen und könnten als „Medianzellen" derselben geführt werden.

Zu Anfang der vorderen Hälfte der beiden seitlichen Hauptkerne beginnt der Raum zwischen ihnen grösser zu werden.
Es treten rechts und links von der Medianlinie von den Kopfenden der Hauptkerne begrenzt, je ein kleiner, lateralwärts concav
begrenzter Kern, mit dickerem dorsalem und ganz spitzem ventralem Ende, auf. Dieser Kern von geringer Ausdehnung ist
vollkommen geschieden von den Hauptkernen. Er enhält ganz
kleine 8—10 Mikren messende, auffallend blass gefärbte, multi-

polare Ganglienzellen, welche bei Golgi'scher Färbung gleichfalls in dickem, äusserst feinem Nervengeflecht eingebettet liegen. Dieser Kern ist identisch mit dem von Edinger und Westphal beschriebenen paarigen „kleinzelligen Mediankern". Er ist als wohlbegrenzter zum Oculomotorius gehöriger Nebenkern aufzufassen (Taf. II Fig. 3).

Der von den genannten und anderen Autoren dorsolateralwärts von diesem beschriebene sogenannte „kleinzellige Lateralkern" ist kein beständiger Befund. In den Fällen, in welchen er angetroffen wird, ist er als dorsolaterale Ausbuchtung des eben beschriebenen medianen Kernes zu betrachten. — Der sogenannte „Kleinzellige Lateralkern" ist demnach bestimmt nicht als gesonderter, beständiger Nebenkern des Oculomotoriuscentrums anzuführen. — Unter diesen kleinzelligen Mediankernen tritt nunmehr ein neuer unpaariger Kern auf, welcher eine ausgesprochene Spindelform besitzt und sich von dem Seitenhauptkern beiderseits sehr wohl abgrenzen lässt, indem er allenthalben von einem zarten Nervengeflecht umgeben ist. Seine Zellen sind gleich gross und gleich gefärbt wie jene der Hauptkerne. Er endet proximalwärts vor den Seitenhauptkernen, nimmt daher höchstens den vierten bis fünften Theil des Kerngebietes des Oculomotorius ein.

Dieser unpaarige, grosszellige Mediankern ist gleichfalls ein wohlcharakterisirter beständiger Nebenkern des Oculomotorius und ist identisch mit dem „Centralkerne" Perlia's. (Taf. III Fig. 4).

Bevor die vordersten Antheile der Hauptkerne aus den Frontalschnitten verschwinden, tritt dorsolateralwärts von diesen ein neuer, schräg von oben aussen nach innen unten, mithin mehr nach vorn und weiter von der Hauptgruppe entfernt, ziemlich in gleicher Linie mit dem Aqueductus sylvii liegender

Kern auf. Es ist dies der sogenannte „obere laterale Oculomotoriuskern von Darktschewitsch". Sicherlich steht dieser Kern in gar keiner anatomischen Verbindung mit dem Oculomotorius — er ist somit nicht als ein Kern desselben aufzufassen.

In diesem Kerne enden einzelne Fasern des hinteren Längsbündels, es entspringen ferner aus seinen kleinen Ganglienzellen alle Fasern des tiefen Abschnittes der distalen Commissur; ich bezeichne ihn daher mit v. Kölliker als „tiefen Kern der Commissura distalis". —

Somit besteht das Oculomotoriuscentrum aus je einem paarigen lateralen Hauptkern mit einem kleineren distalen und einem grösseren proximalen Abschnitte, mit den besonders in ersterem vorhandenen Lateralzellen und den spärlichen verbindenden Medianzellen; dann aus einem vorderen, paarigen kleinzelligen Mediankern und endlich aus einem vorderen, unpaarigen grosszelligen Mediankern. —

Den Faserverlauf betreffend lässt sich Folgendes kurz zusammenfassen:

Der distale Theil der Hauptkerne führt fast nur gekreuzte Fasern. Und zwar finden sich im ersten hintersten Achtel (10 Schnitte) ausschliesslich gekreuzte Fasern, gegen Ende des zweiten Achtels sieht man nahe dem Medianspalt die ersten spärlichen, ungekreuzten Fasern, im dritten Achtel sind sie schon zahlreicher und gegen die Hälfte der Kernmasse zu sind die ungekreuzten Fasern weitaus zahlreicher, in der vorderen Hälfte der lateralen Hauptkerne verlaufen bestimmt nur ungekreuzte Fasern. Darnach dürfte mindestens der vierte Theil aller aus diesen Kernen stammenden Fasern gekreuzt verlaufen.

Die Kreuzung geht so vor sich, dass aus allen Theilen des einen (z. B. linken) Kerns Fasern entstehen, welche sich mehr

weniger an der medialen Seite desselben Kerns zusammen-
drängen und zugleich gegen den Medianspalt hinabsteigen, hier
commissurenartig auf die jenseitige rechte Kernmasse übertreten,
um gleich wieder fächerförmig in dieselbe einzustrahlen, sie zu
durchziehen und sie dann zwischen den Querschnitten des
Längsbündels, zu Büscheln vereint, zu verlassen. Derselbe
Faserzug lässt sich in umgekehrter Weise von rechts nach links
verfolgen.

Die am meisten dorsalwärts entspringenden Fasern treten
am weitesten ventralwärts aus der gegenüberliegenden Kernmasse; die ventraler entspringenden am weitesten dorsalwärts.
— Es lassen sich daher gekreuzte Fasern mit längerer und kürzerer Wurzel unterscheiden.

Niemals verlassen gekreuzte Fasern die Hauptkerne in der Nähe der Medianlinie. Die gekreuzten
Fasern treten vielmehr nur durch die mehr dorsalwärts
gelegenen Zwischenräume der Längsbündelquerschnitte hindurch.
Sie verlaufen eine Strecke weit ziemlich gerade nach aussen
unten, wenden sich dann in schwach nach hinten convexen
Bogen nach hinten und unten, um dann wieder nach
vorne an die äussere und untere Begrenzung des
rothen Kernes in die frühere Ebene vorzudringen
und sich dann in einem nach der Medianlinie schwach
convexen Bogen an die Austrittsstelle des gemeinschaftlichen
Stammes zu begeben (Taf. I u. III, Fig. 1, 2, 4).

Die ungekreuzten Fasern aus den Hauptkernen
stammen unvermischt nur aus der proximalen Hälfte derselben. Sie durchziehen die Hauptkerne hauptsächlich der
Länge nach, doch auch kreuz und quer und sammeln sich kurz
vor ihrem Austritte zu kräftigen Bündeln. Sie verlassen die Kernmasse ausschliesslich zwischen den Längsbündelfasern,
welche ganz nahe der Medianlinie liegen, also zwischen
den ventralsten. Sie ziehen in äusserst schwach nach innen

convexem Bogen nach unten, ein Stück weit der inneren und
unteren Begrenzung des rothen Kerns entlang, dann den von
aussen herkommenden gekreuzten Fasern parallel, in einem
zweiten schwach convexen Bogen bis zur Austrittsstelle hin.

In den distalsten Schnitten giebt es keine dorso-ventral verlaufende Fasern, welche eine Art Raphe
bilden würden. Solche Fasern treten erst später weiter
vorne in beschränkter Anzahl auf. Sie bilden gewiss nicht
einen besonderen, nicht zum Oculomotorius gehörigen Faserzug,
sondern stammen als echte Oculomotoriusfasern zumeist
aus den sogenannten Medianzellen. Sie verlaufen
immer nur ungekreuzt.

Sowie der Ursprung der beiden Faserarten aus
den lateralen Hauptkernen ein getrennter ist, so verlaufen auch die gekreuzten und ungekreuzten Fasern
auf ihrem ganzen, langen extranucleären Wege getrennt.

Diese constante anatomische Thatsache könnte bei mikro-
skopischer Untersuchung pathologischer Fälle, vielleicht mit
Vortheil verwerthet werden.

Es liess sich bestimmt feststellen, dass dem paarigen
kleinzelligen Mediankern Fasern entstammen, welche
viel zarter und dünner sind als alle bisher besprochenen. Sie ziehen in dorsoventraler Richtung längs der
medianen Begrenzung der Hauptkerne herab und schliessen sich
da den medialsten ungekreuzten Faserbündeln aus den
Hauptkernen an. Man sieht oft ganz deutlich, wie sie kurz vor
dem nächsten Längsbündelquerschnitt von der dorsoventralen
Richtung abbiegen und dem etwas weiter weg liegenden, aber
immerhin nächsten Faserbündel zueilen (Taf. II, Fig. 3).

Auch der unpaarige grosszellige Mediankern liefert
eine ziemliche Anzahl von Fasern, welche bestimmt dem Oculomotorius angehören. Auch diese Fasern sind zarter

und dünner als jene der Hauptkerne. Die Fasern dieses
Kernes sammeln sich aus einem äusserst zierlichen, besonders
feinen Fasernetz, welches hauptsächlich an der Oberfläche des
Kernes ausgeprägt ist. Der Kern erscheint wie von einer
fein gestrickten Hülle umgeben (Taf. II, Fig. 3). Das
umgebende Fasergeflecht wird durch den Kern durchziehende,
markhaltige und marklose Fäserchen zusammengehalten. Die
geformten Fasern verlassen den Kern meist am unteren Ende
desselben. Es ist ganz unzweideutig zu erkennen, wie
diese Fasern den zunächst liegenden fertig gebildeten
Bündeln aus den Hauptkernen zueilen und mit ihnen
weiter nach unten verlaufen.

Dieser grosszellige Mediankern giebt als unpaariger Ganglienzellenhaufen begreiflicher Weise Fasern für den rechten und
linken Oculomotorius ab. Bei Zerstörung desselben wird man
in beiden Nerven atrophische Fasern antreffen.

Die Fasern dieses grosszelligen, sowie des paarigen kleinzelligen Mediankerns sind äusserst zart und dünn, sie heben
sich mithin auffallend von allen anderen Oculomotoriusfasern
ab. Sie sind aber auch dadurch wohl charakterisirt, dass sie
die Markhülle später als die übrigen Fasern erhalten. Die
26—28 Wochen alte Frucht zeigt alle Fasern des
Hauptkerns in vollständiger, wenn auch zarter Markbekleidung, während die Fasern der Nebenkerne eine
unverkennbare Unvollständigkeit in der Entwickelung der Markscheide aufweisen.

Was die Markbekleidung der Oculomotoriusfasern überhaupt anlangt, so liess sich geradeso wie s. Z. beim Sehnerven
und seinen Wurzeln feststellen, dass dieselbe allmählich vom
Centrum gegen die Peripherie zunimmt.

Ein die Zeit betreffender Vergleich der Mark-
entwickelung der Wurzeln des Sehnerven mit jenen

des Oculomotorius lehrt, dass im Allgemeinen diese viel früher eine vollständige embryonale Markhülle aufweisen als jene.

Das hintere Längsbündel, welches bekanntlich das ganze Oculomotoriuscentrum latero-ventralwärts umgiebt, lässt einige Faserbündel daselbst enden, wie es sehr deutlich an Sagittalschnitten zu sehen ist (Taf. IV, Fig. 5) Desgleichen giebt dieses dem tiefen Kern der Commissura distalis (fälschlich oberer lateraler Oculomotoriuskern genannt) eine beschränkte Anzahl von Fasern ab.

Im tiefen Kern der Commissura distalis wurzeln unzweifelhaft alle Faserelemente des tiefen Abschnittes derselben (Taf. II, Fig. 6).

Wie an Sagittalschnitten vom Neugeborenen unzweideutig erkennbar, zieht das hintere Längsbündel, nachdem es aus dem tiefen Kern der Commissur ausgetreten ist, etwas verjüngt weiter, im schwachen dorsalwärts convexen Bogen nach vorne und unten. Dabei wird die Markhülle der Fasern stets zarter, bis nunmehr Achsencylinder eben noch erkennbar sind. Es ist dies ein Beweis dafür, dass das hintere Längsbündel auch an dieser Stelle sein wahres Ende noch nicht erreicht hat (Taf. IV u. II, Fig. 5 u. 6).

Besprechung der anatomischen Befunde anderer Forscher.

Es wurde schon während der Besprechung der Serienschnitte des öfteren auf die Befunde, wie sie von verschiedenen Forschern verzeichnet sind, hingewiesen. Der Vollständigkeit halber möchte ich es aber dennoch nicht unterlassen, in der einschlägigen Litteratur Umschau zu halten und in möglichster Kürze wenigstens jene Arbeiten hervorheben, welche die Kenntniss des Wurzelgebietes des dritten Hirnnerven in rein anatomischer Hinsicht gefördert haben. Selbstverständlich kann dabei die grosse Menge von klinischen Beobachtungen und negativen pathologisch · anatomischen Befunden keine Berücksichtigung finden.

Wiewohl v. Gudden als erster im Jahre 1881 auf der Naturforscherversammlung von Salzburg den gekreuzten Ursprung des Oculomotorius durch einen experimentellen Versuch am Kaninchen erwiesen hat, so findet man doch schon viel früher in anatomischen Werken älterer Forscher die Ansicht ausgesprochen, dass der dritte Gehirnnerv mit zum Theil gekreuzten Fasern entspringen müsse. So finden wir diese wohl nur vermuthete, nicht an anatomischen Präparaten sicher bewiesene Ansicht schon in den vierziger Jahren von Valentin (12), Vulpian (13) ausgesprochen. Merkel (14) hat etwa dreissig Jahre später sich auch nur unbestimmt dahin ausgesprochen, seine Präparate machten es ihm wahrscheinlich, dass die den Kern umziehenden Bündelchen und noch andere aus der Mitte des Kerns in die Raphe eintretenden Fasern, welche in grosser

Menge zu beobachten sind, auf die entgegengesetzte Seite übertreten. Auch Henle (15) spricht sich in ähnlicher Weise aus.

Im Jahre 1879 und 1880 traten Duval (16) und später
Laborde (17) und Graux mit der gewiss eigenthümlichen Ansicht hervor, dass ein Theil der Fasern des Oculomotorius und
zwar die innersten sich kreuzten, aber nicht, indem sie dem
Oculomotoriuskern der entgegengesetzten Seite entsprängen, sondern indem sie ihren Ursprung dem Abducenskern der anderen
Seite verdankten.

So stand die Angelegenheit, als v. Gudden (1) auf experi-
mentellem Wege mit Hilfe seiner Degenerationsmethode beim
Kaninchen unumstösslich (1881) die theilweise Kreuzung des Oculomotorius erwies und dabei den Ursprung der gekreuzten Fasern
in den dorsalen Kern verlegte. Durch weitere Versuche aus
den Jahren 1882 und 1883, wobei er am neugeborenen Kaninchen
bestimmte Augenmuskelnerven exstirpirte und dann nach einigen
Wochen die secundären atrophischen Veränderungen studirte,
überzeugte er sich wiederholt von der Thatsache der theilweisen
Kreuzung und konnte feststellen, dass der eine Oculomotorius
seine Fasern aus dem ventralen Kerne derselben Seite und dem
dorsalen der entgegengesetzten Seite bezieht. Die grössere Hälfte
der Oculomotoriuswurzeln verliere sich darnach im ventralen
Kerne. Die kleinere Hälfte liege mehr nach hinten und gehe
ein Theil derselben in dorsaler Richtung durch den ventralen
Kern, biege sich dann an seiner dorsalen Grenze in mehr oder
weniger rechtem Winkel um, setze quer durch die Raphe und
verliere sich lateral im dorsalen Kerne der anderen Seite. Der
andere Theil der kleineren Hälfte gehe ohne den ventralen Kern
zu durchsetzen, längs der Raphe dorsalwärts, kreuze sich unter
spitzem Winkel und verliere sich dann ebenfalls lateral in dem
dorsalen Kern der anderen Seite.

Wenn auch die Befunde, wie sie v. Gudden für das Kaninchen feststellte, nicht ohne weiteres in ihren Einzelheiten

auf den Menschen übertragen werden können, so kann man
doch sagen, dass, sobald die Kreuzung beim höheren Säugethier
überhaupt erwiesen war, dieselbe gewiss auch beim Menschen
vorhanden sein musste.

Trotz dieses experimentellen Beweises der theilweisen Kreuzung des Oculomotorius, wobei er auch die vollständige Kreuzung des Trochlearis bestätigte, vertritt Mauthner (18) noch
wenige Jahre darauf, 1885, in seinem bekannten Buche über
die Nucleärlähmungen die Ansicht, „. . . . dass auf Grund der
klinischen Beobachtung die Nerven für die Augenmuskulatur
jedes Auges sämmtlich ihre Kerne auf der gleichnamigen Seite
haben und dass daher einseitige totale Ophthalmoplegie einfach
durch die reihenweise Erkrankung der gleichzeitigen Nervenkerne
bedingt wird . . .“

Im selben Jahre demonstrirte Edinger (19) auf der X.
Wanderversammlung südwestdeutscher Neurologen und Irrenärzte in Baden-Baden Präparate von unreifen menschlichen
Früchten, an welchen er mit der Weigert'schen Färbung den
Nervus Trochlearis betreffend, die vollständige Kreuzung beweisen
konnte. — Bezüglich des gekreuzten Verlaufes von Oculomotoriusfasern macht er keine Erwähnung, hingegen zeigen ihm
seine Präparate, was den Nervus oculomotorius selbst betrifft, dass
dessen Kerne aus einer Anzahl von Zellgruppen bestehen, die
jede einzeln ihre Fäserchen zum Nerv sendet. „Dorsal und
ventral von jedem Oculomotoriuskern liegen, medial zum Hauptkern, je ein kleiner Kern spindelförmiger Zellen, dessen Beziehungen zum Nerv nicht sicher sind.“ Es ist dies der später nach
ihm benannte und auch von Westphal (4) beim Erwachsenen
ausführlich beschriebene kleinzellige Mediankern (Edinger-
Westphal), von dem ich nachweisen konnte, dass er
Fasern liefert, welche bestimmt dem Oculomotorius
angehören. Ebenso finden wir hier zum ersten Male einen in

der Mittellinie liegenden Kern erwähnt, „ . . . der zum Nerv jeder Seite Fasern entsendet . . ."

Endlich zeigt derselbe Autor an seinen Präparaten, nach vorn und dorsal vom Hauptkern, unter den vorderen Vierhügeln eine weitere nicht immer scharf vom Oculomotoriuskern trennbare Ansammlung von Ganglienzellen „ . . . der Lage nach vielleicht der dorsale Oculomotoriuskern von Gudden . . ." Dieser Kern scheint jedenfalls identisch mit dem früher des öfteren genannten „oberen Oculomotoriuskern" von Darktschewitsch, von dem ich, gleichwie vorher von Kölliker, feststellen konnte, dass er in keiner anatomischen Verbindung mit dem Oculomotoriuskern steht, sondern hauptsächlich der hinteren Commissur angehört.

Bestimmteres über diesen Kern hat Darkschewitsch (20) angegeben, vielleicht wird auch darum dessen Entdeckung ihm zugeschrieben, obwohl, wie wir eben gesehen, schon vor ihm Gudden und Edinger diesen Zellhaufen erwähnen. Darkschewitsch lässt diesen Kern ganz richtig mit der hinteren Commissur in Verbindung treten, doch nur nebenher, wichtiger erscheint ihm die Rolle, die er als „oberer Oculomotoriuskern" spielen soll. Er lässt aus ihm Oculomotoriusfasern entspringen und rechnet ihn mithin dem Oculomotorius zu. In denselben Irrthum verfällt Perlia (3), der im Jahre 1889 die erste ausführlichere Beschreibung des Oculomotoriuscentrums beim Menschen liefert. Ihm gebührt das grosse Verdienst, zum ersten Male den anatomischen Nachweis der theilweisen Kreuzung des Oculomotorius beim Menschen erbracht zu haben — wenn auch in etwas anderer Weise als v. Kölliker und ich.

Perlia untersuchte zur Klarlegung der in Rede stehenden anatomischen Verhältnisse eine Reihe von Neugeborenen und Embryonen. Er beschreibt 7 paarige Kerne: 1. die Nuclei ventrales posterior und anterior; 2. die Nuclei dorsales anterior und posterior; 3. die Nuclei mediani anteriores; 4. die Nuclei late-

5*

rales anteriores (oberer Oculomotorinskern von Darkschewitsch
[Gudden-Edinger]) und die kleinzelligen Edinger-Westphal'schen Kerne und einen unpaarigen, den Nucleus centralis.
Aus diesem auffallend zahlreichen Kerncomplex lässt Perlia
Fasern entstehen, die zum Theile eine Kreuzung eingehen, zum
andern Theil ungekreuzt verlaufen. Die ersteren sah Perlia
im Bereiche des distalen, dorsalen und ventralen Kernes. Die
Fasern, welche hauptsächlich vom dorsalen Kerne stammen,
lässt er ventralwärts und nach der Medianlinie verlaufen und
dort sich kreuzen. Als medialste Wurzelfasern durchsetzen sie
hierauf das hintere Längsbündel und ziehen ebenfalls als
medialste Fasern nach abwärts. — Diese Art des Verlaufes der
gekreuzten Fasern entspricht den von mir beschriebenen nur
insofern, dass Perlia den Ursprung derselben gleichfalls in das
distale Ende des Kernes verlegt. Die merkwürdige Verschiedenheit
aber, dass bei ihm sich nur die medialsten Fasern kreuzen,
während ich und, wie wir sehen werden, auch v. Kölliker eben
nur dorsolaterale Fasern als gekreuzt gefunden, beruht vielleicht auf einer etwas anderen Schnittrichtung, wodurch die in der
Mittellinie von mir beschriebenen, scheinbar commissurenartig
verlaufenden Fasern schräg abgeschnitten angetroffen und irrthüm-
lich als in der Medianlinie sich kreuzende Fasern gedeutet wurden.
— Perlia will auch Fasern gesehen haben, welche nach der
Kreuzung in der Raphe nach hinten und ventralwärts ziehen
und in das hintere Längsbündel umbiegen. Diesen Verlauf
konnte er an schrägen Frontalschnitten durch die Vierhügel
eines Neugeborenen „auf das Bestimmteste" sehen. — Ohne
Perlia's Befund leugnen zu wollen, muss ich ausdrücklich hervorheben, dass ich mich in keiner Weise von derartig verlaufenden Fasern überzeugen konnte. — Solche Kreuzungen findet
Perlia bis zum Auftreten des Edinger-Westphal'schen Kernes;
diesen findet er überhaupt weit stärker entwickelt und grösser
als ich ihn je angetroffen; vielleicht weil er den sogenannten

kleinzelligen Lateralkern (Edinger-Westphal) als constanten
Bestandtheil zurechnet. — Wie ich gezeigt, ist dieser Lateralkern unbeständig und wenn vorhanden wohl nur als Ausbuchtung des medialen beständigen Edinger-Westphal'schen
Kerns zu betrachten.

Den vielfach besprochenen oberen lateralen Kern
(Darkschewitsch) zeichnet Perlia ganz richtig mitten im
Längsbündel in der Gegend des proximalsten Endes des kleinzelligen Mediankerns. Perlia lässt gleich wie Darkschewitsch aus diesem Kerne Oculomotoriusfasern entspringen. Bei
Perlia sind solche Fasern in den etwas schematischen Abbildungen nicht zu erkennen; er verzeichnet sie aber auf seinem
Schema (s. l. c. Seite 297) in ansehnlicher Menge. — Ich habe
schon hervorgehoben, dass dies ein Irrthum sein muss.

Sonderbarer Weise finden sich in Perlia's Abbildungen
weder aus den kleinzelligen Kernen noch aus dem Centralkern
stammende Oculomotoriusfasern verzeichnet. In seinem Schema
lässt er dennoch aus dem Centralkern (mein grosszelliger Mediankern) Fasern entstehen.

In erfreulicher Vereinfachung sehen wir bei Edinger
1892 (22) die Kerne und die ihnen entstammenden Fasern
schematisch dargestellt. Dieser Forscher unterscheidet „...ganz
vorne, z. Th. noch in der Seitenwand des Ventr. tertius, einen
schmalen, kleinzelligen Kern (oberer Kern, Darkschewitsch-
Perlia). Er sendet seine spärlichen Fasern etwas caudal gerichtet zum Hauptstamme des Nerven. Hinter ihm liegt, sich
fast über die ganze Länge des Aquaeductus erstreckend, „...der
Nucleus posterior (unser Hauptkern), an dem man eine Anordnung der Zellen zu Gruppen erkennt. Namentlich deutlich ab-
grenzbar ist eine dorsaler gelegene Zellansammlung. Während
nämlich alle anderen Oculomotoriusfasern auf der Ursprungs-
seite austreten, ziehen.... die Fasern aus dieser Gruppe
nach der Mittellinie, tauchen dort ventralwärts und kreuzen

sich dabei. Ausser der dorsalen lässt sich noch eine me
diale Abtheilung wohl abgrenzen. Sie liegt genau in der
Mittellinie und sendet nach rechts und nach links Wurzelfasern
aus ..." Ausserdem verzeichnet er jederseits zwei kleinere
Kerne, die vorn unter sich verbunden sind. „... Diese zuerst
von mir bei Föten gesehenen, dann von Westphal au Erwachsenen genauer untersuchten Kerne liegen in einem dichten
Netz von Nervenfasern. Es ist noch nicht sicher, ob und
in welcher Weise sie mit dem Oculomotorius in Verbindung stehen..."

In Siemerling's (5) bekannter Arbeit über die chronische
progressive Lähmung der Augenmuskeln finden sich auch einzelne rein anatomische Angaben. Im Grossen und Ganzen
kommt er zu ähnlichen Resultaten wie Edinger und Perlia.
Hervorheben möchte ich, dass auch er an der Zugehörigkeit des
vorderen lateralen Kernes von Darkschewitsch zum Oculomotorius zweifelt. — Während, wie wir früher gesehen, Edinger
in seinem Schema (l. c. p. 98) aus diesem Kerne Oculomotoriusfasern entspringen lässt, so findet sich erfreulicher Weise in
seinem später (1893) erschienenen Bericht in Schmidt's Jahr-
büchern (23), gelegentlich der Besprechung der Siemerling'-
schen Untersuchungen, dass er (Edinger), gleich wie Siemerling, schon Zweifel an der Zugehörigkeit des oberen lateralen
Kerns (Darkschewitsch) zum Oculomotorius geäussert hat.
Ob Edinger in seiner neuesten, kürzlich erschienenen Auflage
seiner ausgezeichneten Vorlesungen über die nervösen Centralorgane, das Oculomotoriusschema in diesem Sinne modificirt hat,
weiss ich nicht, da mir diese Auflage eben nicht vorliegt. — Es
wäre zu wünschen und es ist aus obiger Aeusserung zu vermuthen.

Wiewohl v. Gebuchten (24) seine interessanten Untersuchungen nicht an Menschen angestellt, so möchte ich sie doch
erwähnen, weil er, wenn ich nicht irre, zuerst die Kreuzung
mittelst der Methode Golgi's nachgewiesen. Er hatte Gelegen-

heit, einen 14 Tage alten Embryo der Ente zu untersuchen und fand unter Anderem, dass die gekreuzten Fasern sowohl von der dorsalen, als auch von der ventralen Abtheilung des Kernes herkommen und hauptsächlich den medialen Theil des Nervenstammes aufbauen.

Diesen neueren rein anatomischen Befunden, welche alle darin übereinstimmen, dass sie überhaupt eine theilweise Kreuzung der Fasern beweisen, steht eine Darstellung Bruce's (25) aus dem Jahre 1889 gegenüber, wornach er nicht im Stande war Kreuzungen von Wurzelfasern aufzufinden, obschon er dieselben für wahrscheinlich hält. Er meint selbst, dass die zahlreichen von ihm sogenannten Commissurenfasern der vorderen Kerne für solche sprechen.

Es erübrigt noch die schon früher vielfach erwähnten, neuesten Untersuchungen v. Kölliker's (8, 11) aus den Jahren 1892 und 1893 zu besprechen. Sie decken sich zum Theil mit meinen Befunden, welche die Kreuzung betreffend, unabhängig davon, schon vor zwei Jahren gewonnen worden waren.

v. Kölliker's Untersuchungen betreffen das Gehirn, beziehentlich die Vierhügelgegend einer acht monatlichen menschlichen Frucht, welche er, wie schon erwähnt, in eine Serie von 61 Schnitte zerlegte. Er konnte an diesem Geschöpfe feststellen, dass die ungekreuzten Wurzelfasern vor allem aus den proximalen, medialen Wurzelbündeln bestehen; sie verlaufen zunmeist an der medialen Seite des dorsalen und ventralen Hauptkerns, zum Theil dicht an diesem Kern entlang, zum Theil in der Medianebene zwischen denselben. Die in dorso-ventraler Richtung verlaufenden Fasern gehören auch zum Oculomotorius; ventralwärts sieht Kölliker viele derselben unter starken zum Theil rechtwinkligen Umbeugungen lateralwärts den medialsten Wurzeln sich anschliessen, ebenso verhält es sich an der dorsalen Seite. Hier biegen sich die meisten der erwähnten Fibrae rectae sichelförmig nach den Seiten zu den hier befindlichen Kernen um

und diejenigen, welche ihre gerade Richtung beibehalten, könnten
wohl von den stets in der Medianebene befindlichen Nervenzellen herkommen. — Ich konnte mich auch davon überzeugen,
dass es in der Medianlinie keinen, nicht zum Oculomotorius gehörigen dorso-ventralen Faserzug giebt, der wie Perlia, Edinger
meinen, eine Art Raphe bilde. Nur fand ich unter diesen Fasern
auch solche, welche bestimmt aus den kleinzelligen Mediankernen
und aus dem grosszelligen Mediankern stammen, es sind nicht
alle wie v. Kölliker meint den Hauptkernen und ihren in der
Medianlinie liegenden Ausläufern zuzurechnen.

Von den gekreuzten Fasern sagt v. Kölliker wörtlich
„. . . . . während bei Perlia die medialsten Wurzelfasern in
der Medianlinie sich kreuzen . . . . . lehren meine Präparate
(von einer achtmonatlichen Frucht), dass es gerade die am meisten
lateralwärts liegenden Wurzelbündel (aus dem distalen Kerntheile)
sind, die eine Decussation erleiden. Diese Bündel dringen durch
die am meisten seitwärts und dorsal gelegenen Bündel des
hinteren Längsbündels durch, biegen sich dann, die Zellenmassen
ihrer Seite durchziehend, medial- und ventralwärts um und gelangen so zu dem Kerne der anderen Seite, um in demselben
zu enden. Hiebei beschreiben die sich kreuzenden Wurzelfasern
häufig mehr weniger starke S-förmige Biegungen in der Art,
dass dieselben in der Nähe der Medianebene erst gegen . . . ,
den Grund der Spalte zwischen den beiden Längsbündeln verlaufen und dann erst auf die andere Seite umbiegen, um
hier wieder dorsalwärts gegen die Hauptmasse des Kernes zu
ziehen . . . ." — Dieser Verlauf der gekreuzten Fasern, wie ihn
v. Kölliker an dem einen Geschöpf gesehen, ist dem von mir als
constant angenommenen — weil mehrmals wiedergesehen — in
manchen Punkten ähnlich. Jedenfalls decken sich unsere Befunde,
wenn auch nicht in allen Einzelheiten, so doch in der Hauptsache
darin, dass die am meisten lateralwärts liegenden
Wurzelfasern sich kreuzen.

Was die Kerne des Oculomotorius betrifft, fasst v. Kölliker seine Ergebnisse dahin zusammen, dass er nur einen paarigen Hauptkern unterscheidet, an dessen cerebralem Ende sich je ein rundlicher dorsaler Kern abzweige. Allerwärts dringen vom Hauptkern Ausläufer desselben zwischen die Bündel des hinteren Längsbündels. Die Annahme eines paarigen, dorsalen, medialen Kernes habe wenig Berechtigung, dagegen finde sich ein unpaarer centraler Kern (Fig. 506). Den kleinzelligen Kern von Edinger-Westphal konnte er in seinen embryonalen Präparaten nicht vorfinden, dagegen sah er ihn beim Erwachsenen. Es scheint ihm vorläufig nicht erwiesen, ob dieser Kern eine solche Bedeutung besitzt wie Westphal annimmt, dass er den Nerven der inneren Augenmuskeln den Ursprung gebe, gestützt auf einen Fall von Ophthalmoplegia externa, in welchem alle grosszelligen Kernmassen zerstört, die kleinzelligen erhalten waren.

Ob ihm gerade diese Bedeutung beizumessen ist, kann freilich aus der anatomischen Untersuchung nicht erschlossen werden. Das eine steht aber fest: dass der paarige kleinzellige Mediankern ein echter Oculomotoriuskern ist.

Wie es nun kommen mag, dass v. Kölliker in seinem Embryo diesen Kern nicht vorgefunden hat, ist mir nicht recht erklärlich. Vielleicht handelt es sich um einen angeborenen Defect, da man ja bestimmt annehmen muss, dass er nicht übersehen wurde. Ein Defect in der Kernmasse wäre ja wohl denkbar, wenn eine angeborene Paralyse eines vom Oculomotorius innervirten Muskels vorhanden gewesen wäre, wie z. B. die schon öfters beobachtete angeborene Ptosis. — Wie dem auch sein mag, meine positiven oft wiederkehrenden Befunde den Kern und die aus ihm entspringenden Fasern betreffend, berechtigen mich sicherlich ihn dennoch bestimmt dem Oculomotorius zuzurechnen.

Dass auch v. Kölliker den oberen, lateralen Kern von

Darkschewitsch nicht zum Oculomotorius, sondern zur tiefen hinteren Commissur rechnet, wurde schon früher erwähnt. Verbindungen des Oculomotoriuskerns mit dem hinteren Längsbündel hat v. Kölliker (26) schon im Jahre 1881 nachgewiesen; sie wurden von Held (27) und v. Gehuchten (24) für die Ente bestätigt. Perlia's und mein diesbezüglicher Befund wurde schon früher erwähnt. „..... Um zu bestimmen, was diese Verbindung für eine physiologische Bedeutung habe, — sagt v. Kölliker (11) S. — ist daran zu erinnern, dass das dorsale Längsbündel die unmittelbare Fortsetzung der Vorderstranggrundbündel des Rückenmarks ist und somit von Hause aus centripetal leitende Bahnen II. Ordnung enthält ..... Somit würden durch die genannten Collateralen Einwirkungen sensibler Nerven des Rückenmarks und der Medulla oblongata auf die Augenmuskelcentren zur Vermittlung gelangen und möglicherweise auch, wenn gewisse Nervenfasercomplexe Collateralen an alle drei oder an zwei Kerne derselben oder beider Seiten abgäben, bestimmte Synergien derselben sich erklären .....".

Endlich verzeichnet v. Kölliker noch die Thatsache, dass sich beim acht Monate alten Fötus das dorsale Längsbündel im Kerne der distalen Commissur verliert. [S. auch Obersteiner (28)] und zwar oberhalb der Stelle, wo der letzte Oculomotoriuskern sich findet „..... Ob dieses scheinbare Ende ein wirkliches ist, oder nur die Stelle bedeutet, bis zu welcher in diesem Alter die Fasern des Längsbündels markhaltig sind, ist weiter zu untersuchen ....." — Mein Befund am neunmonatlichen Geschöpf hat gezeigt, dass nur ein Theil der Längsbündelfasern daselbst endet, ein ansehnliches Bündel zieht weiter nach vorne unten, wo sich die Markscheiden nur allmählich verlieren; das Bündel hat somit sein wahres Ende auch da noch nicht erreicht.

Auch Bechterew (29) hat das dorsale Längsbündel,

welches er gleichfalls aus den Vorderstranggrundbündeln ableitet, in seinem cerebralen Verlauf weiter verfolgt. Man findet bei ihm die merkwürdige Ansicht ausgesprochen, dass dieses Bündel auf seinem Wege nach vorne alle Rückenmarksfasern verliere und alle seine Elemente aus den Augenmuskelnerven beziehe. Es sollen darnach die Fasern dieses Bündels nur bis zum Oculomotoriuskern verfolgbar sein: hier sollen sie zum Theil in Oculomotoriusfasern übergehen zum Theil zwischen dessen Kernen verschwinden, zum Theil endlich in die Commissura distalis umbiegen. Gegen diese merkwürdige Ansicht sprechen alle bisher verzeichneten, das hintere Längsbündel betreffenden anatomischen Befunde.

Darkschewitsch (l. c.) lässt das hintere Längsbündel sich theils im Hauptkerne, theils, wie wir schon gesehen, in seinem oberen Oculomotoriuskern verlieren. Aus diesem lässt er ausserdem eine neue Fasermasse entspringen, welche ventralwärts verlaufe, um den Körper von Luys sich herumbiege, der Linsenkernschlinge sich anschliesse und sich noch zum Theil mit jener der anderen Seite kreuze. —

Die physiologisch wohlbegründete Ansicht einer Verbindung des Opticus mit den Kernen der Augenmuskeln und besonders des Oculomotorius ist bis jetzt anatomisch noch nicht bestätigt worden. Wie ich einleitend schon erwähnte, veranlasste mich gerade diese Frage das Wurzelgebiet des dritten Gehirnnerven einer eingehenden Untersuchung zu unterwerfen. — Die Vollständigkeit der Uebersicht verlangt eine kurze Erwähnung der bisher verzeichneten diesbezüglichen anatomischen Befunde. Meine eigenen Untersuchungen will ich für diesmal unberührt lassen, denn sie sind nicht ganz abgeschlossen. Es erscheinen noch einige vergleichende Untersuchungen mit der Golgi'schen Methode unerlässlich; leider mangelt es mir eben am geeigneten Materiale (menschliche Embryonen). Ich ziehe es daher vor,

hoffentlich recht bald, in einer besonderen Abhandlung diese
Frage zu behandeln. ,

Wenn ich nicht irre, findet sich die erste anatomische Angabe über eine Verbindung zwischen Opticus und Oculomotorius
bei J. Stilling (30, S. 73). Unter den Fasern, des Tractus
opticus, welche sich vor dem äusseren Kniehöcker abzweigen,
um sich, wie Stilling meint, auf die innere Fläche des inneren
Knichöckers zu schlagen und theils als Fasern des Brachium
conjunctivum, theils als Schleifenwurzel weiter ziehen, glaubt er
Fasern verfolgen zu können, welche an der oberen Kante der
Radix Laquearis, noch etwas weiter medianwärts verlaufen und
in den Oculomotoriuskern von oben und von innen her übergehen sollen. Ueber die Beziehungen dieses Faserzuges zu den
Zellen des Oculomotorius weiss er nichts anzugeben.

Meynert (31) hat hingegen Radiärfasern dafür verant-
wortlich gemacht, welche aus dem Kerne des proximalen Vierhügels in das centrale Höhlengrau dringen und so zu den
Kernen des Oculomotorius und Trochlearis gelangen könnten.

Darkschewitsch (l. c.) lässt aus seinem oberen Oculomotoriuskern Fasern entstehen, welche zum ventralen Theil der
hinteren Commissur ziehen und in der Gegend des äusseren
Knichöckers über die Glandula pinealis den Tractus erreichen
sollen. Demgemäss hält er seinen vorderen Oculomotoriuskern
für das Centrum der Pupillarreaction!

Perlia (3) sah beim Kaninchen, dem er eine Orbita exen-
terirt hatte, nach vier Wochen (Methode Marchi-Algeri) einen
Zweig des Tractus peduncularis transvasus von Gudden, der im
proximalen Vierhügel vom Tractus opticus abgeht, mit den
Oculomotoriuswurzeln zu deren Kernen aufsteigen. Er bildet
ihn auch ab. (l. c. Taf. IX, Fig. 3.)

v. Kölliker (11) endlich vermuthet, „dass die Opticusfasern,
welche im cerebralen Vierhügelpaare enden, auf die Zellen dieses
Hügels einwirken und dass diese mit ihren nervösen Fortsätzen,

die nachweislich die Bogenfasern am Rande des centralen
Höhlengraues bilden helfen, theils direkt, theils durch zahlreiche
in das centrale Grau eindringende Collateralen auf die betreffenden motorischen Kerne einwirken." v. Kölliker hat seine Er-
fahrungen an Golgi'schen Präparaten gesammelt. —
Es ist nicht meine Absicht, hier auch in physiologischer
Beziehung das Oculomotoriuscentrum eingehender zu besprechen.
Ich will nur hervorheben, dass es bis jetzt nicht gelungen ist,
die Centren für die einzelnen Muskeln, welche vom Oculomotorius
innervirt werden, sicher aufzudecken. Wir verfügen noch über
zu sehr widersprechende Befunde. Die bekannten experimentellen
Reizversuche von Hensen und Völkers (32) und von Adamück
(33) decken sich in vielen Punkten nicht, und die wenigen positiven, genauer untersuchten pathologischen Fälle von Kahler
und Pick (34), Staar (35), Leube (36) u. v. A. sind auch lange
nicht geeignet, die Frage endgiltig zu entscheiden. Erst die
genaue Kenntniss der anatomischen Verhältnisse gestattet die
Analyse pathologischer Fälle mit Erfolg vornehmen zu können;
ich glaube wohl, dass man auf dieser Basis in Verbindung mit
bestimmten experimentellen Versuchen in die Lage kommen
wird, auch in physiologischer Beziehung mit feststehenden Thatsachen zu rechnen.

Die hier niedergelegten eigenen anatomischen Befunde und
die Anderer sind daher nicht geeignet, in dieser Richtung sichere
Aufschlüsse zu geben. Wir müssen uns zunächst damit be-
gnügen über die Fasern festgestellt zu haben: Woher sie stammen,
wie sie sich unter einander verhalten, und wie sie im Gehirne
verlaufen.

Der erste Schritt zur Sonderung von Fasergattungen auf
rein anatomischem Wege ist aber dennoch auch mit dieser
Arbeit gethan worden, indem festgestellt wurde, dass alle wirklich
gekreuzten Fasern nur in einem bestimmten Theile des Kernes
entspringen und dass sie während ihres ganzen, langen extra-

nucleären Verlaufes von den übrigen nicht gekreuzten Fasern
bis zu einem gewissen Grade auch räumlich getrennt bleiben.
Freilich enthalten auch die ungekreuzten, medialen Bündeln eine
geringe Anzahl von Fasern beigemischt, welche in gewissem
Sinne auch als gekreuzte aufzufassen sind: nämlich jene zarten
Fäserchen, welche, der unpaarige, grosszellige Mediankern nach
beiden Seiten hin entsendet.

Wien, Mai 1894.

Litteratur.
— —

1. von Gudden. — Tageblatt d. Vers. deutsch. Naturf. in Salzburg 1881,
   S. 186 und Gesammelte und hinterlassene Abhandl. Herausg. v. Prof.
   Grashey 1889. Verlag von J. F. Bergmann, Wiesbaden. (Nr. 23 u. 32.)
2. Edinger. — Archiv für Psychiatrie. Bd. 16.
3. Perlia. — Gräfe's Archiv für Ophthalmologie Bd. 35 Ab. 4, S. 287.
4. Westphal. — Archiv f. Psychiatrie XVIII. Bd. — Neurol. Centralbl. 1888.
5. Siemerling. — Archiv für Psychiatrie, Supplementband 1891 (S. 35).
6. Bernheimer, St. — Ueber Chiasma nervorum opticorum des Menschen.
   Habilitationsschrift. J. F. Bergmann Wiesbaden 1889 und Archiv f. Augenheilk. Bd. XX, Ab. 1.
7. Bernheimer, St. — Ueber die Sehnerven-Wurzeln des Menschen. J. F
   Bergmann. Wiesbaden 1891.
8. v. Kölliker. — Sitzungsber. der physik.-med. Gesellsch. zu Würzburg.
   Jahrg. 1890, S. 126.
9. Flechsig. — Die Leitungsbahnen im Gehirn und Rückenmark des
   Menschen. Leipzig 1876.
10. v. Kölliker. — Zeitschr. für Zoologie. Bd. 41, Ab. 1.
11. v. Kölliker. — Handb. d. Gewebelehre d. Menschen. II. Bd.. 1. H.,
    sechste Aufl. 1893, S. 294 u. ff.
12. Valentin. — Hirn- und Nervenlehre 1841.
13. Vulpian. — S. v. Kölliker's Gewebelehre S. 300.
14. Merkel. — Graefe-Sämisch Bd. I, S. 135.
15. Henle. — Handbuch der Nervenlehre des Menschen. II. Aufl. 1879, S. 280.
16. Duval. — Recherches sur l'origine réelle des nerfs cran. Journ. de
    l'anat. 1888.
17. Graux, De la paralysie du moteur externe. Paris 1878.
18. Mauthner. — Die Nuclearlähmung. (12. Heft seiner Vorträge). J. F.
    Bergmann. 1885. S. 368.
19. Edinger. — X. Wanderv. südwestdeutscher Neurologen und Irrenärzte
    in Baden-Baden Juni 1885. Neurol. Centralblatt 1885, S. 309.
20. Darkschewitsch. — Ueber den oberen Oculomotoriuskern. — Arch.
    für Anatom. und Phys. Anatom. Abth. 1889.
21. Darkschewitsch. — Neurologisches Centralblatt Jahrg. 1885 u. 1886.
22. Edinger. — Zwölf Vorlesungen über d. Bau der nervösen Centralorgane.
    3. Aufl. Vogel, Leipzig. S. 98 ff.

23. Edinger. — Bericht über die Leistungen u. s. w. Schmidt's Jahrbücher, Bd. 236, S. 182.
24. v. Gehuchten. — Bull. de l'academie d. sc. de Belgique 1892. Nr. 11.
25. Bruce. — Proceed of the R. Soc. of Edinburgh. Vol. XVII, 1889'90.
26. v. Kölliker. — Anatom. Anzeiger, Bd. VI, 1881.
27. Held. — Arch. von His und Braune 1892, S. 38.
28. Obersteiner. — Anzeiger d. k. k. Gesellsch. d. Aerzte in Wien 1880.
29. Obersteiner. — Anleitung zum Stud. d. Baues der nervösen Centralorgane. II. Aufl. 1892. S. 363.
30. Bechterew. — Neurol. Centralblatt 1885, S. 343.
31. Stilling. — Untersuchungen üb. d. Bau d. optischen Centralorgane 1882.
32. Meynert. — Vergl. v. Kölliker's Gewebelehre S. 300.
33. Hensen und Völkers. — v. Graefe's Archiv für Ophthalmologie. Bd. 24.
34. Adamück. — Graefe-Sämisch Handb. d. Augenheilk. Bd. II, S. 668.
35. Kahler und Pick. — Zur Localisation central bedingter part. Oculomotoriuslähmung. Arch. f. Psychiatrie Bd. X.
36. Staar. — The Journ. of Nervous and Mental Deseases. May 1888.
37. Leube. — Deutsch. Arch. für klin. Medicin Bd. XL, S. 221.
38. Schwalbe. — Lehrbuch der Neurologie. Erlangen 1881.
39. Spitzka. — The oculo-motor centres. The journ. of nerv. and ment. Des. 1888.
40. Nussbaum. — Ueber die wechselseitigen Beziehungen zwischen den Augenmuskelnerven. Wien. med. Jahrbücher 1887.

Tafel I.

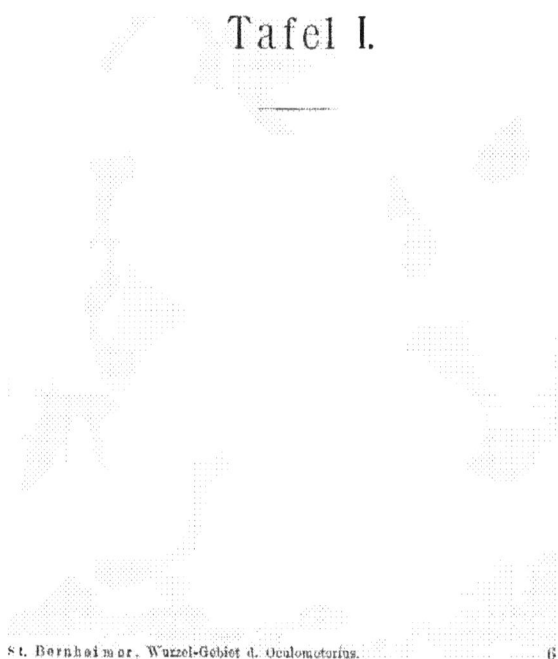

Tafel-Erklärung.

Figur 1.

Frontalschnitt durch die Vierhügelgegend einer 32—34 Wochen alten Frucht. Aus dem distalsten Gebiete der Oculomotorius-Wurzeln.

Genauere Angabe der Schnittführung siehe S. 8.

Weigort'sche Färbung — Schwache Vergrösserung.

G. F. = Gekreuzte Fasern.

G. Ca. F. = Gekreuzte, commissurenartig verlaufende Fasern.

D. L. = Dorsales Längsbündel.

B F = Zu Bündeln vereinigte Fasern.

T H K = Scheinbare Theile des Hauptkerns.

L Z. = Lateralzellen.

Blg. = Blutgefässdurchschnitte.

Figur 2.

Frontalschnitt durch die Vierhügelgegend derselben 32—34 Wochen alten Frucht. Aus dem distalen Gebiete der Oculomotorius-Wurzeln.

Behandlung — Vergrösserung wie oben.

G F. = Gekreuzte Fasern.

W. G. F. = Winkelig abgebogene, gekreuzte Fasern.

G. Ca. F. = Gekreuzte, commissurenartig verlaufende Fasern.

D. v. F. = Dorsoventral verlaufende, ungekreuzte Fasern.

M. Z. = Medianzellen.

Blg. = Blutgefässdurchschnitte.

Fig. 1.

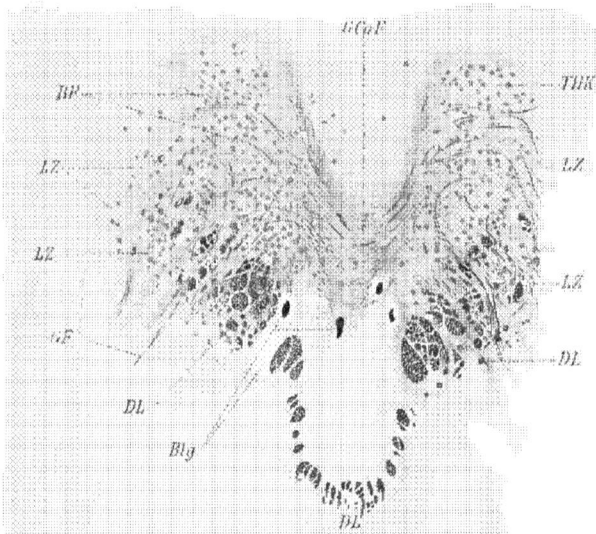

Fig. 2.

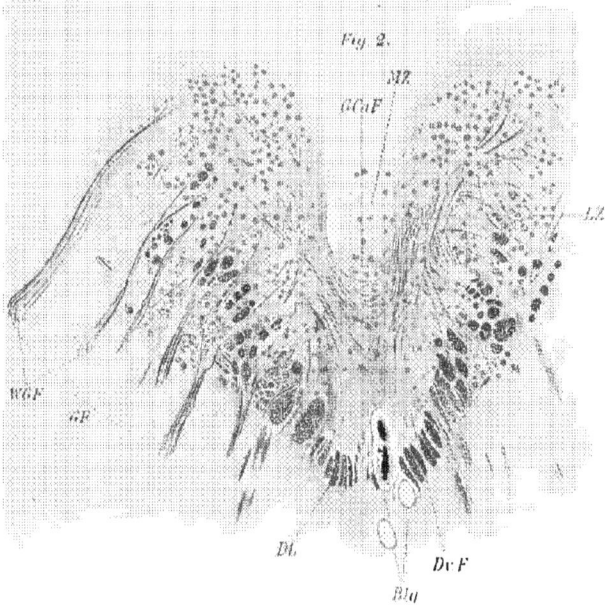

)

Tafel II.

—

Tafel-Erklärung.

Figur 3.

Frontalschnitt durch die Vierhügelgegend derselben 32—34 Wochen alten Frucht. Aus dem Anfange der proximalen Hälfte des Wurzelgebietes.

Genauere Angabe der Schnittführung siehe S. 8.

Weigert'sche Färbung — schwache Vergröss. (Obj. Reichert Nr. 1).

$H K.$ = Hauptkern.

$Kl M.$ = Kleinzelliger Mediankern.

$Ug F$ = Ungekreuzte Fasern aus dem Hauptkern.

$f. F Kl. M$ = Feine Fasern aus dem kleinzelligen Mediankern (ungekreuzt).

$f. F.$ = Feine Fasern der klein- und grosszelligen Mediankerne.

$Fg M.$ = Fasergeflecht des grosszelligen Mediankerns.

$D. L.$ = Dorsales Längsbündel.

Figur 6.

Sagittalschnitt durch die Vierhügelgegend einer nahezu ausgetragenen Frucht. Aus dem lateralen Grenzgebiet des Oculomotorius-Centrums.

Schnittführung siehe S. 38. — Behandlung. Vergr. wie oben.

$H C.$ = Hintere Commissur.

$F H C$ = Absteigende Fasern der hinteren Commissur. Rechts, abgeschnittene Fasern.

$T. K. C$ = Tiefer Kern der hinteren Commissur (oberer, lateraler Oculomotoriuskern, Darkschewitsch, Perlia).

$D L.$ = Dorsales Längsbündel.

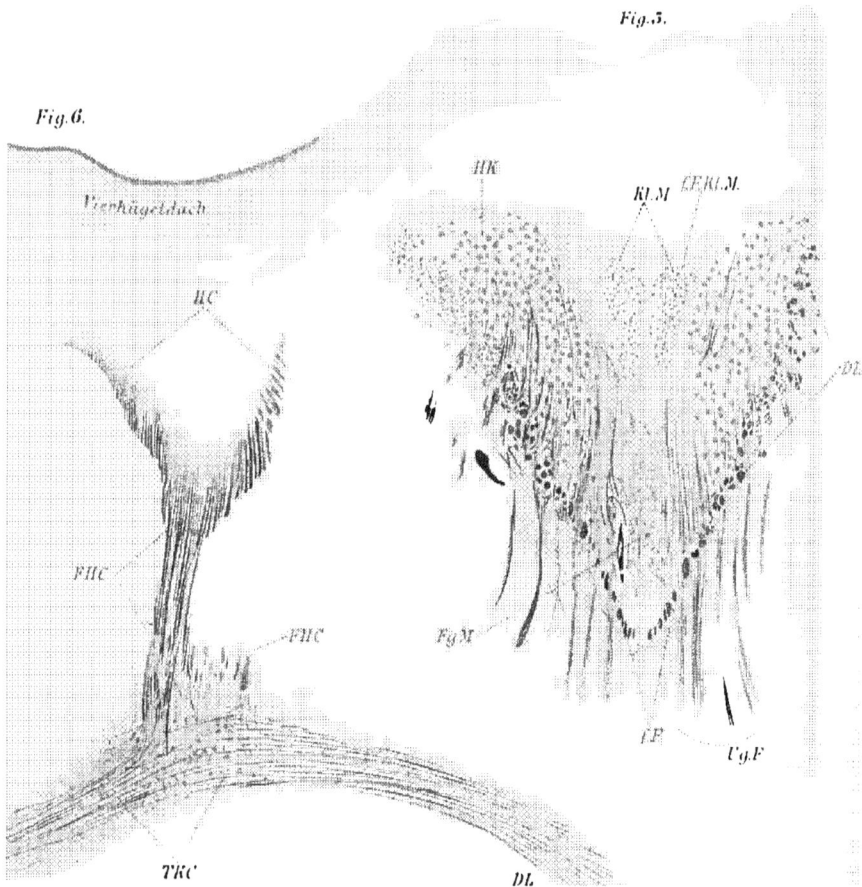

Fig. 5.

Fig. 6.

Tafel III.

Tafel-Erklärung.

Figur 4.

Frontalschnitt durch die Vierhügelgegend einer 32—34 Wochen alten Frucht. Aus dem proximalsten Gebiete der Oculomotorius-Wurzeln.

Genauere Angabe der Schnittführung siehe S. 8.
Weigert'sche Färbung — Schwache Vergröss. (Obj. Reichert Nr. 0).

Rechts und links die Durchschnitte des proximalen Theiles der Hauptkerne.

Kl. M. = Kleinzellige Mediankerne.
Gr. Mk. = Unpaariger, grosszelliger Mediankern.
Ung. F. = Ungekreuzte Fasern.
G. F. = Gekreuzte Fasern (peripherster Theil).
Q. G. F. = Quer- und Schrägschnitte der gekreuzten Fasern.
Ug. F. = Ungekreuzte Fasern.

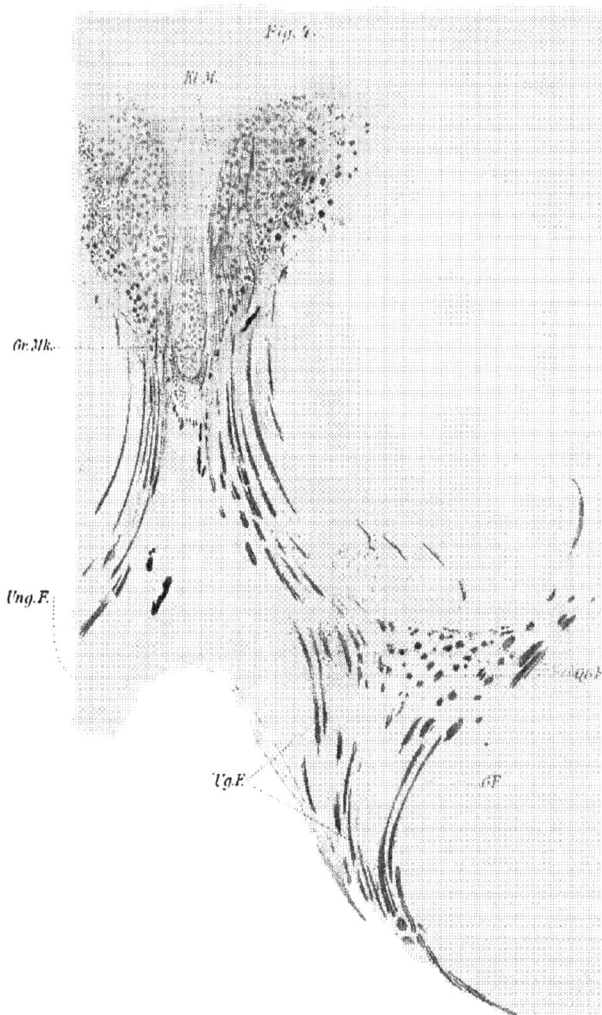

Fig. 4.

Tafel IV.

Tafel-Erklärung.

Figur 5.

Sagittalschnitt durch die Vierhügelgegend einer nahezu ausgetragenen Frucht. Aus der Mitte zwischen Medianlinie und lateralem Grenzgebiete (Fig. 6) des Oculomotorius-Centrums.

Schnittführung siehe S. 38.

Weigert'sche Färbung — Vergrösserung: Obj. Reichert Nr. 1.

H. K. = Sagittalschnitt durch den Hauptkern.

D. L. = Dorsales Längsbündel.

F. D. L. = Fasern des dors. Längsbündels, welche in den Oculomotorius-Kern einstrahlen.

O. F. = Oculomotoriusfasern.

R. = Rother Kern.

R. B. = Retroflexes Bündel.

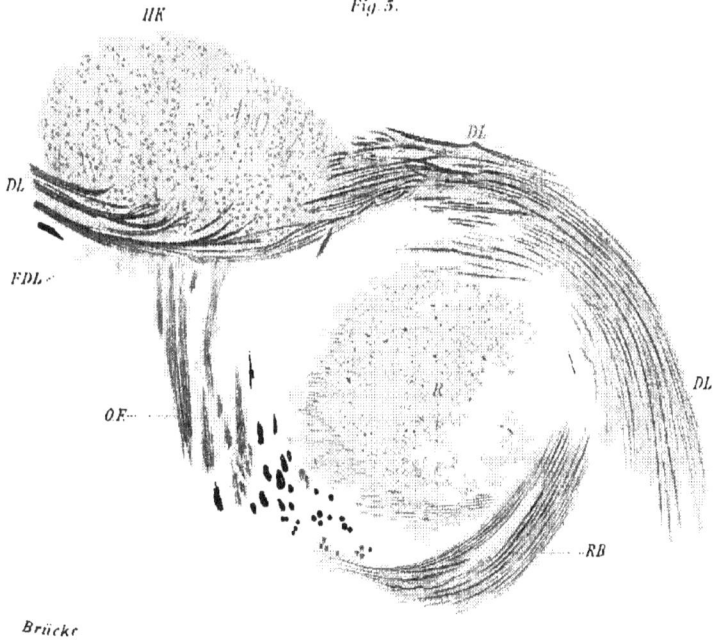

Verlngel

Fig. 3.

Brücke

VERLAG VON J. F. BERGMANN IN WIESBADEN.

Ueber die

Sehnerven-Wurzeln des Menschen

Ursprung und Entwickelung und Verlauf ihrer Markfasern

von

Dr. Stefan Bernheimer,

Privatdozent der Augenheilkunde an der Universität Heidelberg.

Mit drei farbigen Tafeln. Preis: M. 5.60.

Ueber die

Entwickelung und den Verlauf der Markfasern

im

Chiasma nervorum opticorum

des

Menschen

von

Dr. Stefan Bernheimer,

Privatdozent an der Universität Heidelberg.

Mit einer Tafel. Preis: M. 3.60.

Die

Funktionskrankheiten des Auges.

Ursache und Verhütung

des

grauen und grünen Staares.

Von

Dr. W. Schoen,

Privatdozent an der Universität in Leipzig.

—— Mit eingeheftetem Atlas von 24 Tafeln. ——

Preis: Mark 20.—.

„Wir haben in den letzten Jahren wenig ophthalmologische Veröffentlichungen in die Hand bekommen, aus denen wir soviel Anregungen und neue Gesichtspunkte gewonnen haben, als aus der vorliegenden, in welcher der Verfasser die Resultate langjähriger und emsiger Studien über die Funktions-Erkrankungen des Auges niedergelegt hat. — Allen engeren Fachgenossen können wir die Lektüre desselben nicht dringend genug empfehlen. Schon die Abbildungen der 14 Tafeln bilden für den Fachmann einen werthvollen Atlas der mikroskopischen und pathologischen Anatomie des Auges.

Kann man dem Verfasser auch nicht in allen Punkten unbedingt beistimmen, so besticht sein System doch durch die Einfachheit und Geschlossenheit desselben. Ausserdem stützt er es durch einen grossen Aufwand von Beweismitteln aller Art, dessen Zusammenbringen das Ergebniss jahrelanger Arbeit gewesen ist."

„Deutsche Medicinalzeitung."

VERLAG VON J. F. BERGMANN IN WIESBADEN.

Die Neue Universitäts-Heilanstalt
für Augenkranke
in
ERLANGEN.

Von

Dr. Oscar Eversbusch,

o. ö. Professor der Augenheilkunde und Vorstand der Universitäts-Heilanstalt
für Augenkranke in Erlangen.

I. **Beschreibung der Anstalt.** Mit fünf Lichtdruckbildern, acht Steindruck-
tafeln und neun Text-Abbildungen.

II. **Die heutige Augenheilkunde in ihrer Stellung zu den übrigen
Zweigen der Heilkunde.** Rede gehalten bei der Eröffnungsfeier der neuen
Anstalt am 20. Mai 1893.

Preis M. 9.—.

Die Pflege des Auges
in Haus und Familie.

Von

Dr. Oscar Eversbusch,

o. ö. Professor der Augenheilkunde an der Universität Erlangen.

Preis 60 Pf.

Die
Bestimmung des Brechzustandes eines Auges
durch Schattenprobe.
(Skiaskopie.)

Von

Dr. A. Eug. Fick,

Privatdozent für Augenheilkunde in Zürich.

Gebunden. Preis M. 4.—.

Das Buch giebt die Schattenprobe ohne mathematische Formeln mit Hülfe einiger
anschaulicher Zeichnungen. Es ist ganz besonders den Militärärzten zu empfehlen, die beim
Aushebungsgeschäft die Refractionsbestimmungen ausführen müssen.

Kurzer Leitfaden
der
Refractions- und Accommodations-Anomalien.
Eine leicht fassliche Anleitung zur Brillenbestimmung.
Für praktische Aerzte und Studirende

bearbeitet von

H. Schiess,

Professor der Augenheilkunde an der Universität Basel.

Preis cart. M. 2.50.

„Der bekannte Baseler Ophthalmolog hat ein recht brauchbares, einfach und fasslich ge-
schriebenes Buch, das vollständig das leistet, was der Titel verspricht, geboten. Die vorzüglich
ausgeführten Holzschnitte unterstützen wirksam das Verständniss des Textes.''
„Aerztliche Rundschau.''

VERLAG VON J. F. BERGMANN IN WIESBADEN.

Lehrbuch

der

Augenheilkunde

von

Dr. Julius Michel,

Professor der Augenheilkunde an der
Universität Würzburg.

Mit zahlreichen Holzschnitten.

Zweite vollständig umgearbeitete Auflage.

Preis M. 20.—.

Die neue Auflage des bereits rühm-
lichst bekannten Lehrbuchs zeigt bereits äusserlich eine erwähnenswerthe
Veränderung, es enthält über 100 Seiten
Text mehr als die frühere. Auch die
Anordnung des Stoffes ist wesentlich
geändert. Der erste Theil bringt die
Untersuchungsmethoden und zwar im
ersten Abschnitt die funktionellen
Prüfungen von Refraktion, Sehschärfe,
Farben- und Lichtsinn, Gesichtsfeld
und Augenmuskeln; im zweiten die
objektiven Untersuchungsmethoden.
Im zweiten Theile folgen die Erkrankungen der einzelnen Theile des Seh-
organs, im dritten die Besprechung
der Verletzungen und Operationen.
Beigefügt ist ein Namen- und Sach-
register, welch' letzteres allerdings
noch zu wünschen übrig lässt. Der
Inhalt des Buches, insbesondere die
zahlreichen instruktiven u. Th. farbigen
Abbildungen stellen das Werk in die
Reihe der studirenswerthesten Lehr-
bücher. Besonders anerkennenswerth
ist an vielen Stellen die Hervorhebung
des Zusammenhangs zwischen Augen-
leiden und Erkrankungen sonstiger
Organe. Die Farbentafeln der ersten
Ausgabe sind in dieser fortgeblieben.
Die Ausstattung des Werkes ist eine
ganz vorzügliche.

Centralblatt f. klin. Medizin.

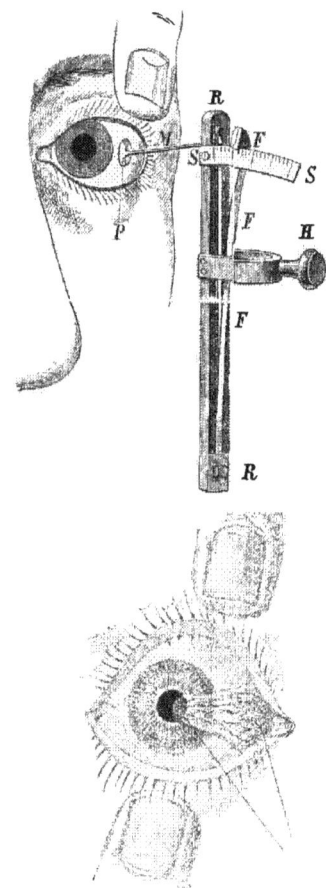

Zur Anatomie der gesunden und kranken Linse.

Unter Mitwirkung von

Dr. DA GAMA PINTO und Dr. H. SCHÄFER, Assistenten an der
Universitäts-Augenklinik zu Heidelberg

herausgegeben von

Otto Becker,

o. ö. Professor an der Universität Heidelberg.

Quart. 220 Seiten Text. Mit 14 Tafeln. M. 36.—.

Syphilis und Auge. Nach eigenen Beobachtungen. Von Dr. Alexander, dirig. Arzt der Augenheilanstalt für den Regierungsbezirk Aachen. Preis M. 6.—

Compendium der normalen und der pathologischen Histologie des Auges. Von Dr. Adolf Alt. Mit 96 Abbildungen. Preis M. 10.60.

Zur Anatomie der gesunden und kranken Linse. Von weil. Prof. Dr. Otto Becker. Unter Mitwirkung von Dr. da Gama Pinto und Dr. H. Schäfer. Quart. Mit 14 Tafeln. Gebunden Preis M. 36.—.

Les Maladies des Yeux dans leurs rapports avec la Pathologie générale. Par Dr. Emil Berger (Paris). Preis M. 8.—.

Rapports entre les Maladies des Yeux et celles du nez et des cavités voisines. Par Emil Berger (Paris). Preis M. 1.20.

Beiträge zur Anatomie des Auges in normalem und pathologischem Zustande. Von Dr. Emil Berger (Paris). Mit eingehefteltem Atlas von zwölf lithogr. Tafeln. Preis M. 12 —.

Ophthalmologische Beiträge zur Diagnostik der Gehirnkrankheiten. Von Dr. H. Wilbrand in Hamburg. Mit Tafeln. Preis M. 3.60.

Zur pathologischen Anatomie des Auges bei Nierenleiden. Von Dr. Carl, Herzog in Bayern. Mit 6 Tafeln. Preis M. 5.—.

Uterus und Auge. Von Dr. Salo Cohn in Bern. Mit Vorwort von Prof. Dr. Pflüger in Bern. Preis M. 6.—.

Die Lehre von den Augenmuskellähmungen. Von Prof. Dr. L. Mauthner in Wien. Preis M. 10.—.

Ueber Sehnerven-Degeneration und Sehnerven-Kreuzung. Von Dr. Julius Michel, Professor an der Universität Würzburg. Quart. Preis M. 12.—.

Fünf Lustren ophthalmologischer Wirksamkeit. Von Dr. A. Mooren, Geh. Medicinalrath in Düsseldorf. Preis M. 10.—.

Die Netzhautablösung. Von Dr. Erik Nordenson in Stockholm. Mit Vorwort von Dr. Th. Leber, Professor in Heidelberg. Mit 27 Tafeln. Preis M. 27.—.

Ueber die Entstehung der Kurzsichtigkeit. Von Dr. J. Stilling, Prof an der Universität Strassburg. Mit 71 Textfiguren und 17 Tafeln. Preis M. 10.60.

Schädelbau und Kurzsichtigkeit. Von Dr. J. Stilling, Professor an der Universität Strassburg. Mit 3 Tafeln. Preis M. 4.60.

Die Hemianopischen Gesichtsfeld-Formen und das Optische Wahrnehmungszentrum. Ein Atlas hemianopischer Defecte. Von Dr. Herm. Wilbrand, Augenarzt am Allgemeinen Krankenhause in Hamburg. Mit 24 Figuren und 22 Tafeln. Preis M. 6.—.

VERLAG VON J. F. BERGMANN IN WIESBADEN.

Experimentelle Untersuchungen über das Corpus trapezoides und den Hörnerven der Katze. Von Dr. A. Bumm, Professor der Psychiatrie an der Universität und Direktor der Kreis-Irrenanstalt für Mittelfranken in Erlangen. 4°. Mit 21 Abbildungen auf 2 Tafeln. M. 12.—.

Die Mystik im Irrsinn. Von Dr. Gust. Specht. Kgl. Hilfsarzt an der Kreis-Irrenanstalt Erlangen. M. 2.80.

Die syphilitischen Erkrankungen des Nervensystems. Von Dr. Th. Rumpf, Professor und Direktor des Neuen allgemeinen Krankenhauses in Hamburg. M. 15.—.

Die ursächlichen Momente der Angenmuskellähmungen. Von Dr. L. Mauthner, k. k. Universitäts-Professor in Wien. M. 4.40.

Gehirn und Auge. Von Dr. L. Mauthner, k. k. Universitäts-Professor in Wien. Mit Abbildungen. M. 7.—.

Schema der Wirkungsweise der Hirnnerven. Von Dr. Jakob Heiberg, weil. Professor der Anatomie an der Universität Christiania. Zweite Aufl. cart. M. 1.20.

Labyrinth-Nekrose und Paralyse des Nervus facialis. Von Dr. Friedrich Bezold, Universitäts-Professor in München. Mit 1 Tafel. M. 2.70.

Zur Einleitung in die Elektrotherapie. Von Dr. C. W. Müller, Grossherzogl. Oldenb. Leibarzt und Sanitätsrath, prakt. Arzt in Wiesbaden. M. 5.—.

Beiträge zur praktischen Elektrotherapie in Form einer Casuistik. Von Dr. C. W. Müller, Grossherzogl. Oldenb. Leibarzt und Sanitätsrath, prakt. Arzt in Wiesbaden. M. 3.—.

Ueber die Heilwirkung der Elektricität bei Nerven- und Muskelleiden. Von Prof. Dr. Fr. Schultze, Direktor der Medizinischen Klinik und Poliklinik in Bonn. M. —.80

Ueber den Shock. Von Stabsarzt Dr. Groeningen am medizinisch-chirurgischen Friedrich-Wilhelm-Institut zu Berlin. Mit Vorwort von Professor Dr. Bardeleben, Generalarzt und Geh. Medizinalrath. M. 7.—.

Die hydro-elektrischen Bäder, ihre physiologische und therapeutische Wirkung. Nach eigenen Beobachtungen. Von weil. Dr. Gustav Lehr in Wiesbaden. M. 2.70.

Die nervöse Herzschwäche und ihre Behandlung. Von weil. Dr. Gust. Lehr in Wiesbaden. M. 2.70.

Elektrotherapeutische Streitfragen. Verhandlungen der Elektrotherapeuten-Versammlung zu Frankfurt a. M. am 27. September 1891. Herausgegeben von Dr. L. Edinger, Dr. L. Laquer, Dr. E. Asch und Dr. A. Knoblauch. M. 3. —

Pathologie und Therapie der Neurasthenie und Hysterie. Von Dr. L. Löwenfeld, Spezialarzt für Nervenkrankheiten in München. Preis M. 12.65.

Beiträge zur mechanischen Behandlung. Mit besonderer Berücksichtigung der schwedischen Heilgymnastik. Von Dr. Herm. Nebel in Frankfurt a. M. M. 2.—.

J. F. Bergmann und C. W. Kreidel's Verlag in Wiesbaden.

Die Morphologie der Placenta bei Nagern und Raubthieren. (Embryologische Untersuchungen Heft III). Von A. Fleischmann, Privatdozent der Zoologie in Erlangen. Mit 5 Tafeln. Soeben erschienen. M. 22.—.

Untersuchungen über einheimische Raubthiere (Embryologische Untersuchungen Heft I). Von Dr. A. Fleischmann, Privatdozent der Zoologie in Erlangen. Mit 5 Tafeln in Farbendruck. M. 21.—.

Die Stammesgeschichte der Nagethiere. Die Umkehr der Keimblätter (Embryologische Untersuchungen Heft II). Von Dr. A. Fleischmann, Privatdozent der Zoologie in Erlangen. Mit 3 Tafeln in Farbendruck. M. 20.—.

Studien über die Entwicklungsgeschichte der Thiere. Von Dr. Emil Selenka, Professor in Erlangen.

1. Heft: **Keimblätter und Primitivorgane der Maus.** Mit 4 Tafeln. M. 12.—.
2. Heft: **Keimblätter der Echinodermen.** Mit 6 Tafeln. M. 15.—.
3. Heft: **Blätterumkehrung im Ei der Nagethiere.** Mit 6 Tafeln. M. 15.—.
4. Heft: **Das Opossum (Didelphys virginiana.)** Mit 14 Tafeln. M. 40.—·
5. Heft: **Beutelfuchs und Känguruhratte — Kantjil — Affen Ostindiens — Kalong.** Mit 12 Tafeln. M. 42.—.

Ergebnisse naturwissenschaftlicher Forschungen auf Ceylon in den Jahren 1884 bis 1886. Von Dr. Paul Sarasin und Dr. Fritz Sarasin. Band I, Heft I: **Auge und Integument der Diadematiden.**
— **Ueber 2 parasit. Schnecken.** Mit 5 Tafeln. M. 14.—.
Heft II: **Entwickelungsgeschichte der Helix woltini — Knospenbildung bei Linckia Multifora.** Mit 4 Tafeln. M. 14.—.
Heft III: **Anatomie der Echinothuriden u. d. Phylogenie der Echinodermen.** Mit 8 Tafeln. M. 18.—.
Band II. **Entwickelungsgeschichte und Anatomie der ceylon. Blindwühle Ichtyophis glutinosus.** Mit 24 Tafeln. M. 60.—.

Experimentelle Untersuchungen über das Corpus trapezoides und den Hörnerv der Katze. Von Dr. A. Bumm, Professor an der Universität Erlangen. Mit 23 Abbildungen auf 2 lithogr. Tafeln. M. 10.60.

Beiträge zur Struktur und Entwicklung des Carcinoms. Von E. Noeggerath, M. D., Prof. emer. des New-York Med. College. Mit 108 Abbildungen, auf 3 Tafeln in Farbendruck. M. 15. —.

Die menschliche Placenta. Herausgegeben von Dr. M. Hofmeier, o. ö. Professor der Geburtshilfe und Gynäkologie an der Universität Würzburg. Unter Mitarbeit von den Herren Dr. G. Klein und Dr. P. Steffeck. Mit 10 Tafeln und 17 Abbildungen im Text. Preis in Mappe M. 15. —.

Entwickelung der Placenta von Myotus murinus. Von Dr. Richard Frommel, o. ö. Professor der Gynäkologie in Erlangen. Quart. Mit 12 Farbentafeln. M. 20.—.

Die Allantois des Menschen. Eine entwicklungsgeschichtliche Studie auf Grund eigener Beobachtung. Von Dr. Franz von Preuschen, Professor an der Universität Greifswald. Mit 10 Tafeln. M. 16.—.

J. F. BERGMANN UND C. W. KREIDEL'S VERLAG IN WIESBADEN.

Archiv für Augenheilkunde in deutscher und englischer Sprache. Herausgegeben von Prof. Dr. H. Knapp in New-York und Geh. Med.-Rath Prof. Dr. C. Schweigger in Berlin, für den Litteraturbericht C. Horstmann in Berlin. (Bis jetzt erschienen 27 Bände.) Preis pro Band von 4 Heften M. 16,—.

Ungarisches Archiv für Medizin. Redigirt von Prof. Dr. A. Bókai, Prof. Dr. F. Klug, Dr. O. Pertik und Privatdozent Dr. W. Goldzieher in Budapest. Erscheint in zwangloseu Heften von 4—5 Bogen Stärke. Vier Hefte bilden einen Band. Preis pro Band M. 16,—.

Anatomische Hefte. Herausgegeben von Fr. Merkel, Professor der Anatomie in Göttingen und R. Bonnet, Professor der Anatomie in Giessen. Erscheinen in zwanglosen Heften. (Bis jetzt erschienen 12 Hefte.) 3 Hefte bilden einen Band.

Jahresberichte über die Fortschritte der Geburtshilfe und Gynäkologie. Unter der Mitwirkung von Fachgenossen und unter der Redaktion von Dr. E. Bumm in Würzburg und Dr. J. Veit in Berlin. Herausgegeben von Prof. Frommel in Erlangen. Jährlich ein Band. (Bis jetzt erschienen 6 Bände.)

Maly's Jahresbericht über die Fortschritte der physiologischen und pathologischen Chemie. Begründet von weil. Prof. R. Maly (Prag), fortgesetzt von Prof. v. Nencki (Petersburg) und Prof. Andreasch (Wien). Jährlich ein Band. (Bis jetzt erschienen 22 Bände.)

Therapeutische Leistungen. Ein Jahrbuch für praktische Aerzte. Herausgegeben von Dr. Arn. Pollatschek in Karlsbad. Jährlich ein Band. (Bis jetzt erschienen 5 Bände.)

Arbeiten aus dem zoologisch-zootomischen Institut der Universität Würzburg. Herausgegeben von Prof. Dr. C. Semper in Würzburg. (Bis jetzt erschienen 10 Bände).

Zeitschrift für analytische Chemie. Herausgegeben von Geh. Hofrath Prof. Dr. C. R. Fresenius und Prof. Dr. H. Fresenius in Wiesbaden. (Bis jetzt erschienen 32 Bände.) Jährlich ein Band von 6 Heften. Preis pro Band M. 18,—.

Zeitschrift für Ohrenheilkunde in deutscher und englischer Sprache. Herausgegeben von Prof. Dr. H. Knapp in New-York und Prof. Dr. S. Moos in Heidelberg. (Bis jetzt erschienen 24 Bände.) Preis pro Band von 4 Heften Mk. 16,—.

Verhandlungen des Kongresses für Innere Medizin. Herausgegeben von Geh. Rath Prof. Dr. E. Leyden in Berlin und San.-Rath Dr. Emil Pfeiffer in Wiesbaden. XII. Kongress, gehalten zu Wiesbaden vom 12.—15. April 1893. Mk. 11,—.

Zeitschrift für vergleichende Augenheilkunde. Herausgegeben von Prof. Dr. Jos. Bayer in Wien, Prof. Dr. R. Berlin in Rostock, Prof. Dr. O. Eversbusch in Erlangen und Prof. Dr. Schleich in Stuttgart. (Bis jetzt erschienen 7 Bde. à 2 Hefte) à Heft M. 2.—.

Um den neu eintretenden Abonnenten die Anschaffung der früher erschienenen Bände zu erleichtern, erklärt sich die Verlagsbuchhandlung bereit, bei Bezug einer grösseren Reihe von Bänden von obigen Zeitschriften ganz besondere Vortheile zu gewähren.

www.ingramcontent.com/pod-product-compliance
Lightning Source LLC
Chambersburg PA
CBHW021826190326
41518CB00007B/758